おいしい栄養ごはんを
ラクに作るために

私たちが大切にしていること

買いものは2〜3日分

食材は新鮮なうちに食べたいのもあり、まとめ買いはほとんどしません。多めに買って冷凍するという方法もあるけど、その下処理の時間もできればとりたくないし、冷凍庫内の管理も大変なので、我が家では2〜3日分を買ってその都度使いきるようにしています。そのくらいの量なら「無駄なく使わなければ」というプレッシャーもなくて気がラクです。

無理せずラクに

食事は毎日のこと。無理なく続けられるよう、工程の多いレシピは作りません。基本的に食材を切った後は、焼くか煮るか和えるかして味を付けるだけ。食材も調味料も一般的なものだけを使っています。ただ、育ち盛りの子どもたちの健康は気になるので、野菜とたんぱく質はしっかりとれるようにメニューを考えています。

「ついで」や「すきま時間」を活用

数日分のおかずを作りおきできたら便利だけど、そのための時間をなかなかとれなくて……。代わりに、料理中のついでやすきま時間で下準備だけすませることはよくあります。たとえば、食材を切ったりゆでたりするタイミングで数日分まとめてやっておいたり、その日のおかずを多めに作って余りをアレンジしながら数日乗りきったり！

掃除もなるべく簡単にすませたい！
だからガス台やシンクまわりにはできるだけ何もおかず、汚れたらサッと拭きやすいようにしています。

スーパーに行ったら とりあえず買うもの

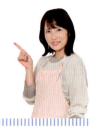

買いものに行ったら、その日のメイン料理となる肉や魚に加えて、ちくわや豆腐など日持ちするたんぱく質食材も購入。その他に、野菜、きのこ、フルーツ、乳製品をバランスよくそろえておけば、ササッと栄養ごはんができるので安心です。

> 私たちがよく使う

日持ちする たんぱく質食材

卵

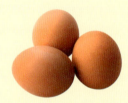

良質なたんぱく質の他、ビタミンC以外のビタミン類とミネラル類がすべて含まれているので、丼ものなど炭水化物メインになりそうな時にも重宝しています。

たんぱく質量：5.7g／1個* 　*Mサイズ（50g）の場合

ちくわ

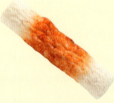

家計の味方！そのままでも味がついてうま味があるので便利です。塩分が気になる時は、多めの野菜と合わせたり調味料を控えめにすると◎。

たんぱく質量：3.7g／1本（30g）

豆腐

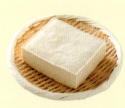

豆腐のたんぱく質は必須アミノ酸をバランスよく含み、消化吸収も良く低糖質・低カロリー。実は、豆腐1/3丁と卵1個のたんぱく質量はほぼ同じ！

たんぱく質量：8.0g／絹ごし豆腐（150g）
たんぱく質量：10.1g／木綿豆腐（150g）

厚揚げ

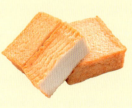

水きりした木綿豆腐を高温で揚げたもの。たんぱく質は豆腐より多く含まれています。厚みがあって食べ応えもあるので、主菜のメインとしても存在感のある食材です。

たんぱく質量：12.4g／1枚（120g）

買いおきしているもの

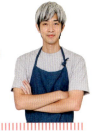

食料棚には魚缶や乾物、冷凍庫には骨取り魚、カット野菜などをストックしています。長期保存できるし、下ごしらえもほぼ不要なので、「あと一品ほしい！」という時にもとても便利です。魚缶は、非常食として万が一の際の栄養補給にも。

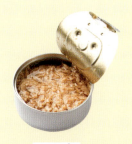

ツナ缶

子どもも大好きなので常にストック。サラダやおにぎりに加えるだけで、手軽にたんぱく質もうま味もUPします。

サバ缶

たんぱく質、鉄、ビタミンD、EPAやDHAなどを含むので、栄養価が高いです。骨まで食べられることから、生のサバよりカルシウムが豊富。

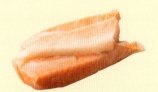

冷凍の骨取り魚

魚は積極的にとりたいけど、下処理が面倒だし骨もあってちょっと食べにくい。その点、骨取り魚はすぐに使えて食べやすいので便利です。

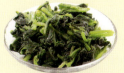 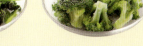

冷凍カット野菜

ほうれん草やブロッコリーなど、下処理してある冷凍野菜を常備しておくと、必要な量だけ取り出して、切ったりゆでたりせずにそのまま使うことができます。

乾物

常温で長期保存できる乾物は、使い勝手がいいだけでなく、栄養も豊富。ひじきやわかめ、切り干し大根など、日本の伝統食材ですが、洋風の味付けにもよく合います。

ついでに下ごしらえするもの

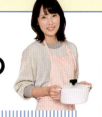

洗う、切る、ゆでるなどの下準備は、その食材を最初に使う時にまとめてすませることも多いです。料理は小さな工程の積み重ね！「切ってあるから炒めるだけ」「ゆでてあるから和えるだけ」と思えることで、気持ちにちょっとゆとりができます。

野菜の切りおき

葉物野菜や根菜は洗った後、水分を拭き取り、使いやすい大きさにカットして保存袋に入れておくと、乾燥や酸化、ニオイ移りを防ぐことができます。保存袋は大きさを合わせておくと、冷蔵庫内を見やすく整理できます。

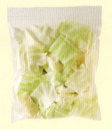

キャベツ

メニューが決まっていない時は、ざく切りにしておくと、炒めものや蒸しもの、煮込み料理など、いろいろ使えて便利。

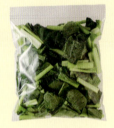

小松菜

3〜4cmにカットしています。小松菜は鉄分やカルシウムを含む高栄養価の野菜。丼ものなどにひと握り入れるだけで安心です。

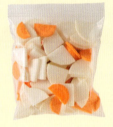

にんじん・大根

一緒に使うことが多い根菜は、いちょう切りにしてミックスしています。スープや味噌汁、煮もの、鍋ものにも使えて便利です。

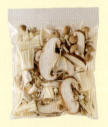

きのこ類

しいたけはスライス、えのきたけやしめじは石づきを切ってほぐし、保存袋へ。きのこは数種類を一緒に使うと味に深みが出ます。

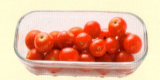

ミニトマト

買ってすぐにヘタを取って洗い、水気を拭いて保存容器に。ヘタを取っておくことで、すぐに使えるだけでなく、衛生面でも◎。

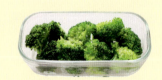

ブロッコリー

1株全部使わないときでもついでにゆでて、保存容器へ。肉や魚の横に添えるだけで、栄養がとれるし、彩りもよくなります。

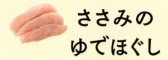

ささみのゆでほぐし

ささみは高たんぱく・低脂質・低カロリーの優秀な食材ですが、生のままでは日持ちしないので、買ってきたら一度にゆでほぐし、保存袋でストック。2～3日で使い切るようにしています。

\1/ ゆでる

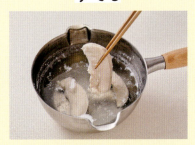

鍋に水500mlと酒大さじ1、塩小さじ2、ささみを入れて火をつける。沸騰したら弱火にし、5分ゆでて火を止める。ふたをして10分以上おく。そのまま冷ますと、よりしっとりする。

\2/ 叩く・ほぐす

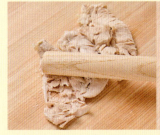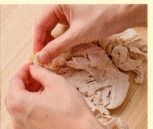

ゆでたささみを取り出して、粗熱が取れたら水気を拭き取る。まな板にのせて麺棒などで叩くと、筋もポロっと取れる。ほぐしたら保存袋へ。

> 電子レンジで加熱する方法もありますが、ゆでてほぐすとパサつかずジューシーに仕上がります。ゆで汁には鶏のだしが出ているのでその日のスープに使います。

ゆで卵

栄養価が高いので頻繁に登場するゆで卵。まとめて作れば2～3日ラクに。いろいろな作り方がありますが、見栄えも食感もグンとUPする、我が家の作り方のコツをご紹介。

\1/ ゆでる

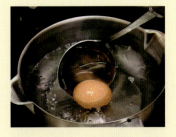

鍋に湯を沸かし、冷蔵庫から出したばかりの冷たい卵をお玉にのせて1個ずつやさしく入れる。湯と卵の温度差でヒビが入りやすくなっているので「やさしく」がポイント。

\2/ 転がす

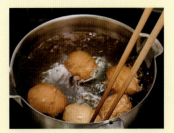

ゆではじめの1～2分の間、箸で卵をゆっくり転がすと、黄身が真ん中に収まりやすくなる。残りのゆで時間は放置してOK!

\3/ 冷ます

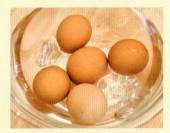

ゆで終えたらすぐに冷水で冷ます。そのままおいておくと余熱で火が通りすぎるので、【ゆで時間の目安】を参考に氷水を入れたボウルにとる。しっかり冷やすことで、殻がツルッとむける。

【ゆで時間の目安】　半熟卵：6～7分　固ゆで卵：10分　※その日に食べない分は固ゆでに。

調理中のちょいテク

知っておくと役に立つ！ いつもの下処理をちょっとの工夫で手早く・きれいに・安全に。すぐマネできる調理中の小ワザをご紹介します。

アボカドの角切り

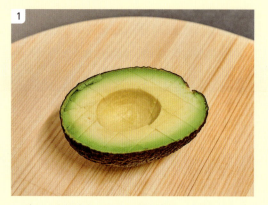

1. アボカドを縦半分に切って種を取り、皮をつけたまま包丁で格子状に切り目を入れる。

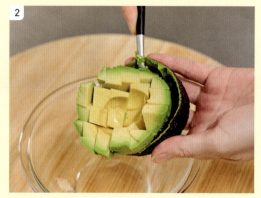

2. スプーンを皮に沿わせて、果肉をすくい出す。皮をむいてから角切りするより簡単！

持ちにくい食材をフォークで安定させる

すべりやすい野菜や短くなった野菜に、ピーラーやおろし器を使う際、フォークで支えると安心。柄のしっかりしたフォークがおすすめ。

長いもとろろを作る

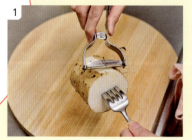

1. フォークを長いもの断面に刺し、ピーラーで皮をむく。「手前から向こう」へピーラーを動かすとケガをしにくい。

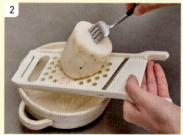

2. フォークを刺したまま、長いもをおろす。ヌルヌルすべることなく、手がかゆくなることもない。

ささみの筋切り

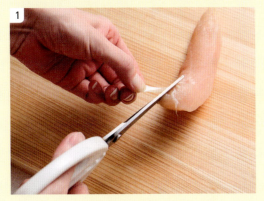
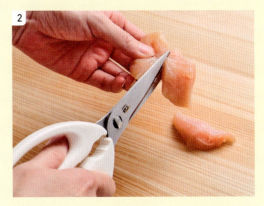

ささみから出ている筋を引っ張り、キッチンバサミをあてて根元を切る。

料理に合わせたサイズに肉をカット。生肉だけでなく、焼いた肉をカットする時も便利!

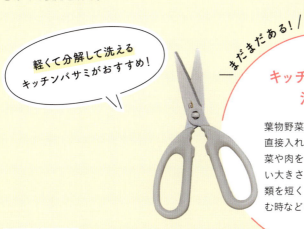

軽くて分解して洗えるキッチンバサミがおすすめ!

\まだまだある!/

キッチンバサミの活用法

葉物野菜を切りながら鍋に直接入れたり、皿の上で野菜や肉を子どもが食べやすい大きさに切ることも。麺類を短くする時やのりを刻む時などもハサミが便利!

魚のカット

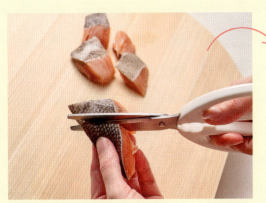

魚の切り身は、身のほうからキッチンバサミを入れると切り口がきれい。

キッチンバサミがあれば洗いものいらず! フライパンの上だけで完結する下ごしらえ

キッチンバサミを使って食材をカットする際、フライパンや鍋の上で作業して、そのまま投入できます。つまり、まな板を洗う手間がいりません。
もう一つ時短の裏技として、揚げ焼きなどの場合、フライパンの中で片栗粉をまぶし、余った粉を取り除いて油を加えると、まぶすためのバットやボウルが必要ありません。

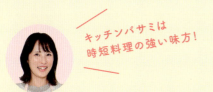

キッチンバサミは時短料理の強い味方!

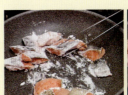
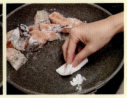

p40「サクうまサケのオーロラソース」より

この本の使い方

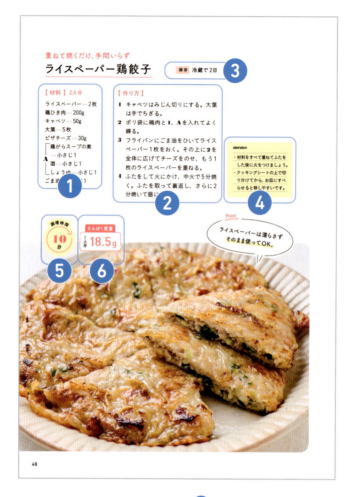

① 材料
＊材料は2人分を基本としています。
＊計量単位は「小さじ1=5mℓ」「大さじ1=15mℓ」です。
＊揚げ焼きの際の油の分量は、最低限の量です。使用するフライパンや鍋の大きさによっても違いが出るため、適宜調整してください。
＊表記の「鶏もも肉…1枚」「鶏むね肉…1枚」の分量の目安は、いずれも250〜300gです。
＊表記の「魚(切り身)」の分量の目安は、1切れ100gです。
＊和風だしの素、コンソメスープの素、鶏がらスープの素は、顆粒のものを使用しています。

② 作り方
＊食材の下準備について、特に明記していないものは「洗う」「皮をむく」「ヘタや種を取る」「根元を切り落とす」などの工程は省略しています。適宜行ってください。
＊火加減について特に明記していない場合は「中火」です。
＊ガスコンロ、IHヒーターなど、お使いの調理器によって火力が違うため、加熱時間は適宜調節してください。

③ 保存
＊冷蔵・冷凍保存する際の、おいしく食べられる期間の目安を掲載しています。

④ memo
＊下ごしらえや調理のコツ、アドバイスなどを掲載しています。

⑤ 調理時間
＊調理時間の目安を掲載しています。
＊下味をつけてからおく時間は除きます。

⑥ たんぱく質量
＊1人分のたんぱく質量を掲載しています。
＊「日本食品標準成分表2020年版(八訂)増補2023年」のデータより算出しています。

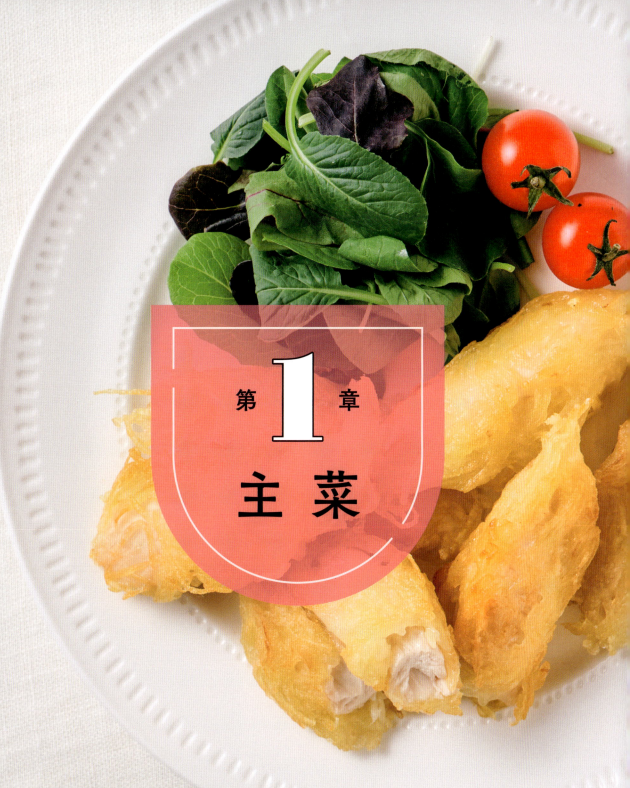

第1章 主菜

ここでご紹介するのは主菜40レシピ。
疲れて帰ってきた日でも、ごはん作りが面倒な日でも
ササッと作れるシンプル工程。なおかつ食べると元気が湧いてくるような
たんぱく質がたっぷりとれるおいしいレシピを掲載しています。
第2章でご紹介する副菜と一緒に食べたら栄養バランスもばっちり。

調理時間 **10**分 / たんぱく質量 1人分 **19.1g**

Point 最後に追いねぎをのせて見映えUP!

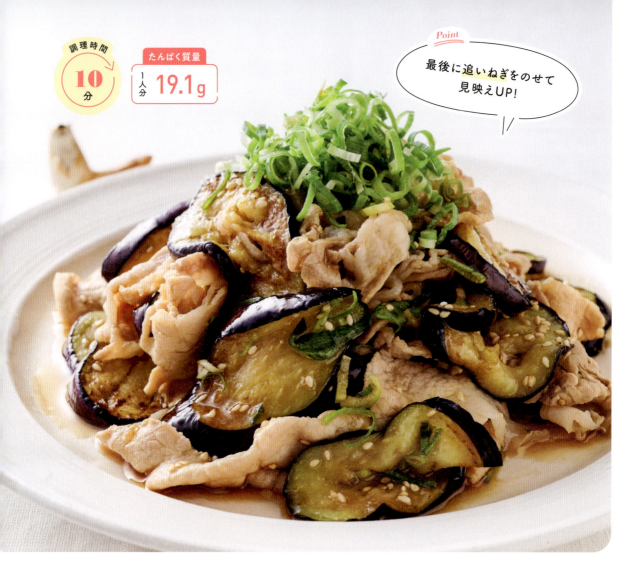

SNSで5万人が保存した!
焼きなすよだれ豚

保存 冷蔵で2日

【材料】2人分

豚もも薄切り肉 …… 200g
※豚バラ肉でもOK

なす …… 2本
酒 …… 大さじ1

A
- 砂糖 …… 大さじ1
- 酢 …… 大さじ1
- しょうゆ …… 大さじ2
- ごま油 …… 大さじ1/2
- おろしにんにく …… 小さじ1/2
  ※にんにくチューブの場合は3cm
- いり白ごま …… 大さじ1/2
- 青ねぎ(小口切り) …… 適量

サラダ油 …… 大さじ2

【作り方】

1 鍋に湯(分量外)を沸かして酒を入れ、沸騰したら弱火にする。
2 豚肉を1にくぐらせてサッと火を通し、ザルにあげる。
3 なすをななめ薄切りにし、フライパンに油をひいて両面をこんがり焼く。
4 ボウルにAを入れて混ぜ、豚肉となすを加えて和え、器に盛る。

memo
・なすを切ってすぐに油で加熱する場合は、変色予防で水にさらす必要はありません。

リピしまくりの絶品おかず

油淋豚
ゆーりんとん

保存 冷蔵で3日

【材料】2人分

豚こま切れ肉 …. 250g
A
- 酒 …. 大さじ1
- しょうゆ …. 大さじ1
- おろしにんにく …. 小さじ1/2
- ※にんにくチューブの場合は3cm

B
- 砂糖 …. 大さじ2
- 酢 …. 大さじ2
- しょうゆ …. 大さじ2
- ごま油 …. 大さじ1
- 青ねぎ(小口切り) …. 1本

片栗粉 …. 大さじ4
サラダ油 …. 大さじ3

【作り方】

1 ポリ袋に豚肉とAを入れてもみ込む。Bを混ぜて香味だれを作る。
2 1の豚肉に片栗粉をしっかりまぶし、フライパンに油を熱して、両面揚げ焼きにする。
3 豚肉の油を切り、熱いうちに香味だれにからめて器に盛る。

調理時間 10分

たんぱく質量 1人分 22.9g

Point
鶏肉よりも火が通りやすくて簡単!

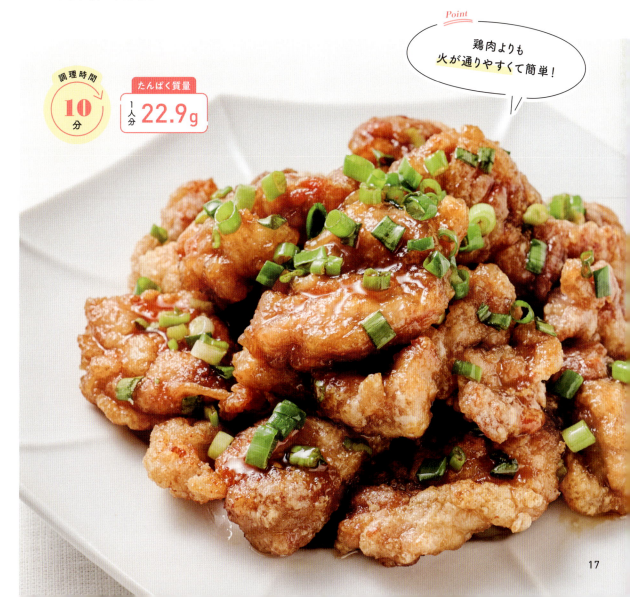

おかわりとまらん！ごはん泥棒

豚とろ煮

保存　冷蔵で2日

【材料】2人分

豚こま切れ肉 …. 150g
じゃがいも …. 2個
玉ねぎ …. 1/2個
A ┌ 片栗粉 …. 小さじ1
　│ 酒 …. 小さじ1
　└ 塩・こしょう …. 各少々
B ┌ 和風だしの素 …. 小さじ1
　│ 砂糖 …. 小さじ2
　│ しょうゆ …. 大さじ1
　│ みりん …. 大さじ1
　└ 水 …. 200㎖
サラダ油 …. 大さじ1/2
青ねぎ（小口切り）…. 適宜

【作り方】

1　ポリ袋に豚肉とAを入れてもみ込む。玉ねぎは薄切り、じゃがいもはひと口大に切る。
2　フライパンに油を熱し、1の具材を炒める。
3　肉の色が変わったらBを加える。ふたを少しずらしてかぶせ、時々混ぜながら10分煮込む。ふたを取って、汁気がなくなったら火を止める。
4　器に盛って、お好みで青ねぎを散らす。

Point　最後に汁気を煮詰めてまろやか仕上げに。

調理時間 15分
たんぱく質量 1人分 15.0g

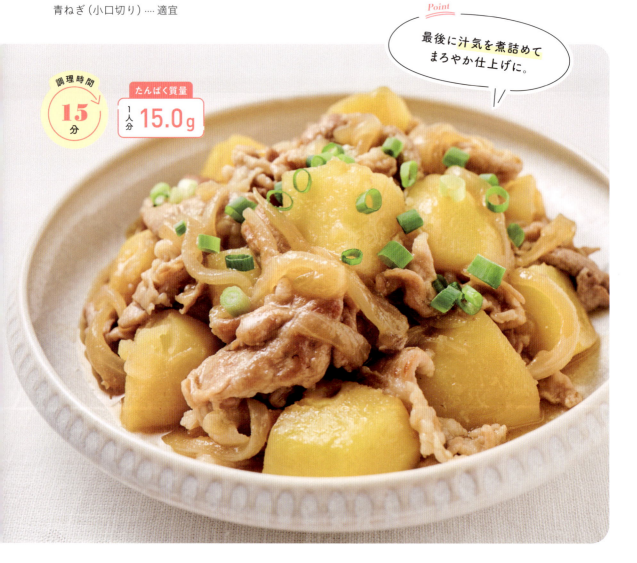

こんがり焼いたキャベツの甘さは格別！
チーズミートソースの キャベツステーキ

保存 冷蔵で当日中

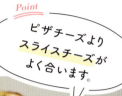

Point ピザチーズより スライスチーズが よく合います。

【 材料 】 2人分

キャベツ …… 1/4個
合いびき肉 …… 150g
スライスチーズ …… 3枚
A ┌ 牛乳 …… 大さじ2
  └ 塩 …… 少々
サラダ油 …… 大さじ1/2
粗びき黒こしょう …… 適宜

【 作り方 】

1. キャベツは芯がついたままくし形に切り、油を熱したフライパンで3分焼く。こんがり焼き目がついたら裏返してふたをし、5分蒸して器に盛る。
2. 1のフライパンにひき肉を入れて炒め、色が変わったらチーズを加えて混ぜる。
3. チーズが溶けたらAを加えて混ぜ、1のキャベツにかける。お好みで粗びき黒こしょうをふる。

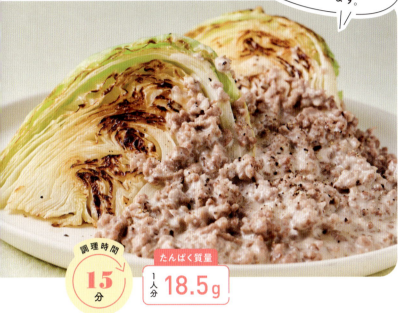

調理時間 15分　たんぱく質量 1人分 18.5g

材料を重ねて火にかけるだけ
豚トマキャベツの重ね蒸し

保存 冷蔵で当日中

【 材料 】 2人分

豚バラ薄切り肉 …… 4枚
トマト …… 1個
キャベツ …… 1/6個
コンソメスープの素 …… 小さじ2
水 …… 100㎖
塩・こしょう …… 各適量

【 作り方 】

1. 豚肉は長さを4等分に、トマトは縦半分に切った後薄切りに、キャベツはひと口大に切る。
2. フライパンにオーブン用クッキングシートを広げ、キャベツ、トマト、豚肉の順に半量ずつ広げて重ねる。これをもう一度くり返す。
3. コンソメスープの素、塩・こしょうをふり、クッキングシートの下に水を入れて火にかけ、沸々したらふたをして10分蒸す。

調理時間 15分　たんぱく質量 1人分 8.6g

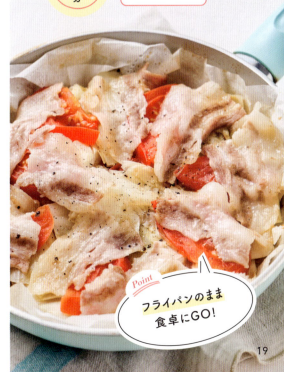

Point フライパンのまま 食卓にGO！

調理時間 10分 | たんぱく質量 1人分 25.3g

Point: 卵は半熟がおすすめ！

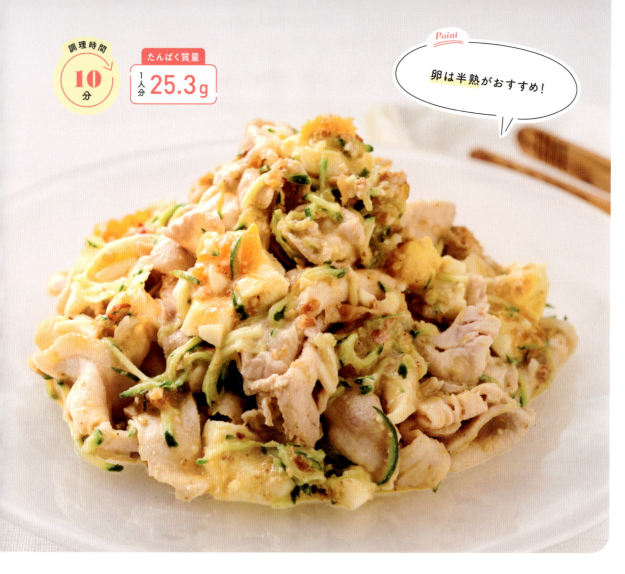

SNSで大大大バズリ！
たまごま冷しゃぶ

保存 冷蔵で当日中

【材料】2人分

豚もも薄切り肉 …… 200g
※豚バラ肉でもOK

きゅうり …… 1/2本
ゆで卵 …… 2個
酒 …… 大さじ1

A
- 砂糖 …… 大さじ1
- 酢 …… 小さじ1
- しょうゆ …… 小さじ2
- 味噌 …… 小さじ1
- マヨネーズ …… 大さじ1
- すり白ごま …… 大さじ2
- かつお節 …… 小1袋（2g）

【作り方】

1. 鍋に湯（分量外）を沸かして酒を入れ、沸騰したら弱火にする。
2. 豚肉を1にくぐらせてサッと火を通し、ザルにあげる。きゅうりは千切りにする。
3. Aとゆで卵をボウルに入れ、卵をつぶしながら混ぜる。
4. 豚肉ときゅうりを3に加えて和え、器に盛る。

memo
・豚肉をゆでる際に酒を加えることで、肉の臭みを抑えることができます。
・きゅうりはスライサーで千切りしながら、工程4のボウルに直接入れてもOKです。

肉じゃがアレンジで脱マンネリ！
ねぎ塩肉じゃが

保存 冷蔵で4日

【材料】2人分

豚バラ薄切り肉 …. 150g
じゃがいも …. 3〜4個
長ねぎ …. 1/2本
ごま油 …. 大さじ1

A ┌ 酒 …. 50mℓ
  │ 鶏がらスープの素
  │ …. 小さじ1
  └ 塩 …. 小さじ1/4
粗びき黒こしょう …. 適宜

煮込み時間は約10分！
その間に副菜作っちゃお

【作り方】

1 豚肉は5cm幅に、じゃがいもはひと口大に、長ねぎはみじん切りにする。
2 フライパンにごま油を熱して長ねぎを炒め、豚肉とじゃがいもを入れて炒め合わせる。
3 具材がかぶるくらいの水（分量外）とAを加え、沸騰したらアルミホイルなどで落としぶたをして汁気がなくなるまで煮る。
4 器に盛り、お好みで粗びき黒こしょうをふる。

Point
お酒のおともにも
ぴったりです。

調理時間 15分
たんぱく質量 1人分 12.0g

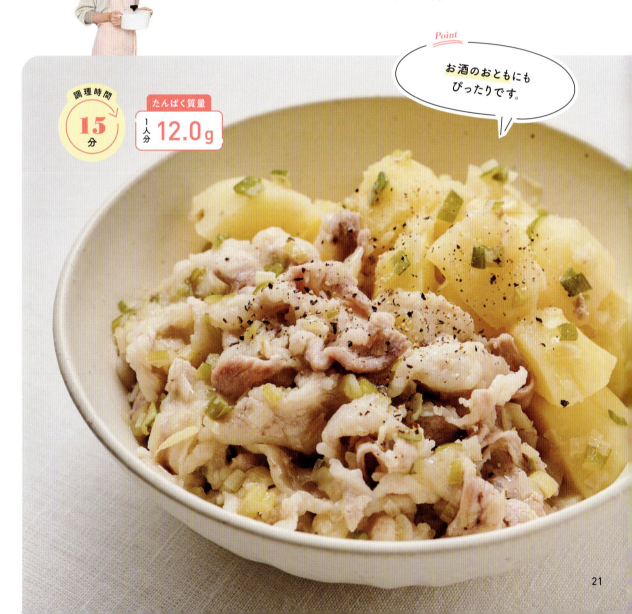

春雨を戻す手間なし！
スピードそぼろチャプチェ

保存 冷蔵で当日中

【材料】2人分

合いびき肉 …. 150g
玉ねぎ …. 1/2個
にんじん …. 1/3本
にら …. 4〜5本
春雨 …. 60g
A ┌ 砂糖 …. 大さじ1と½
　│ 酒 …. 大さじ2
　│ しょうゆ …. 大さじ2
　│ 鶏がらスープの素 …. 大さじ1/2
　│ おろしにんにく …. 小さじ1/2
　│ 　※にんにくチューブの場合は3cm
　└ 水 …. 200mℓ
ごま油 …. 大さじ1
いり白ごま …. 適宜

【作り方】

1. 玉ねぎは薄切り、にんじんは千切り、にらは4cmの長さに切る。
2. フライパンに合いびき肉、玉ねぎ、にんじんを入れて炒める。肉の色が変わったらAと春雨を入れて強めの中火にし、時々混ぜながら3分煮る。
3. 煮汁が少なくなってきたら、にらを加えて火を止める。仕上げにごま油を回しかけ、お好みでごまをふって器に盛る。

memo
・玉ねぎとにんじんをスライサーで切りながら工程2のフライパンに直接入れてもOKです。その場合、にらはキッチンバサミを使って工程3で直接切り入れましょう。

調理時間 10分
たんぱく質量 1人分 13.2g

Point
長い春雨はあらかじめハサミでカット！

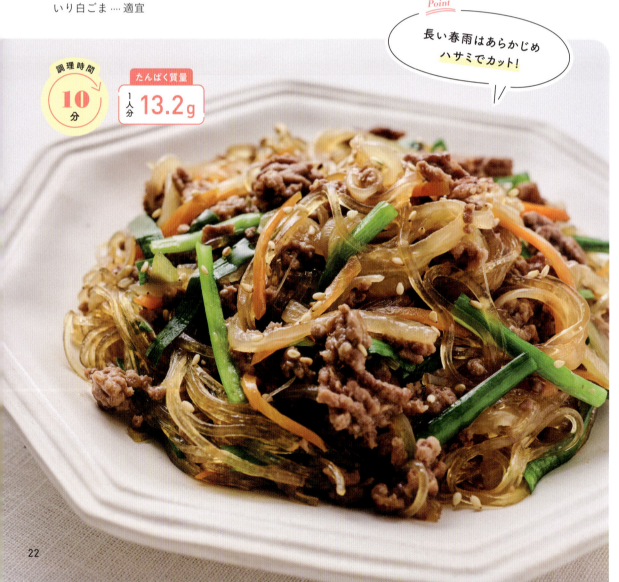

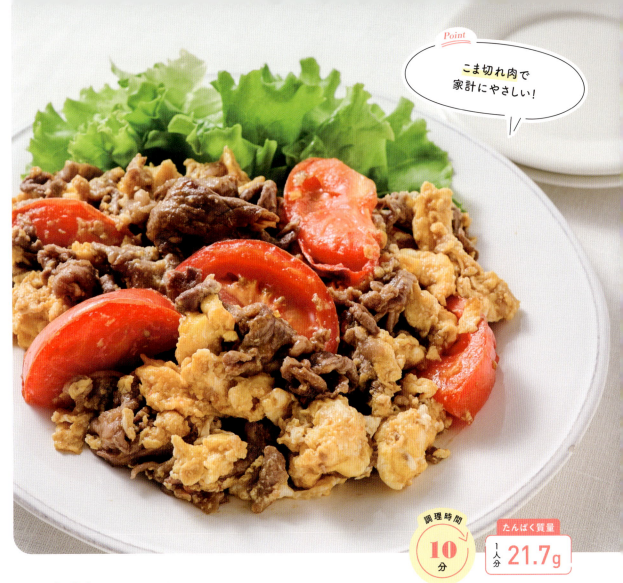

> Point
> こま切れ肉で家計にやさしい!

調理時間 **10**分 / たんぱく質量 1人分 **21.7g**

色味までおいしい!
牛トマたま

保存 冷蔵で2日

【 材料 】2人分

- 牛こま切れ肉 …… 150g
- 卵 …… 3個
- トマト …… 1個
- 塩・こしょう …… 各少々
- A
  - 酒 …… 大さじ2
  - しょうゆ …… 小さじ1
  - オイスターソース …… 大さじ1
  - 片栗粉 …… 小さじ1/2
- サラダ油 …… 大さじ1/2
- 付け合わせ野菜 …… 適宜

【 作り方 】

1. トマトは8等分のくし形切りにする。卵は塩・こしょうをして溶きほぐす。Aはよく混ぜる。
2. フライパンに油を熱し、牛肉とトマトを炒める。肉の色が変わったら端に寄せ、空いたところに卵液を流し入れる。大きく返しながら炒め合わせたらAを加え、全体を混ぜ合わせる。
3. お好みの付け合わせ野菜とともに器に盛る。

これ、大好物!

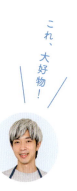

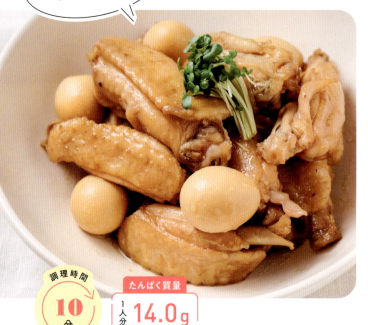

Point: かいわれ大根を添えてもOK!

入れて煮るだけ！さっぱりコクうま
手羽うずらのぽん酢煮

保存 冷蔵で3日

【材料】2人分

鶏手羽中 …… 10本
うずらの卵（水煮）…… 6個
A ┌ ぽん酢 …… 大さじ3
　├ 酒 …… 大さじ1
　└ 水 …… 大さじ2
ブロッコリースプラウト …… 適宜

【作り方】

1. 鍋にAを入れて煮立たせ、鶏肉とうずらの卵を入れて時々返しながら7分煮る。
2. 汁気がなくなったら火を止めて器に盛り、お好みでブロッコリースプラウトをのせる。

調理時間 10分　たんぱく質量 1人分 14.0g

やさしい味わいで芯からポカポカ
みぞれ煮

保存 冷蔵で2日

Point: 寒い日におすすめ♪

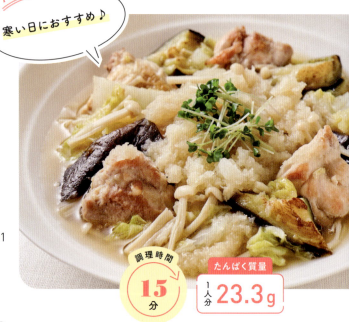

【材料】2人分

鶏もも肉 …… 1枚
大根 …… 200g
なす …… 1本
白菜 …… 1/8個
えのきたけ …… 1/4袋
A ┌ めんつゆ（2倍濃縮）…… 大さじ2
　├ 水 …… 350ml
　└ 和風だしの素 …… 小さじ1
サラダ油 …… 大さじ2
ブロッコリースプラウト …… 適宜

【作り方】

1. 鶏肉となすはひと口大に切る。白菜とえのきたけは3cm幅に切る。大根はすりおろす。
2. フライパンに油を熱し、鶏肉となすをこんがり焼く。焼き色がついたら余分な油をキッチンペーパーで拭き取り、Aと白菜、えのきたけを加える。
3. 煮立ってきたらおろし大根の水気を絞って鍋に入れ、5分煮る。
4. 具材を器に盛り、上から3のみぞれ汁をかける。お好みでブロッコリースプラウトをのせる。

調理時間 15分　たんぱく質量 1人分 23.3g

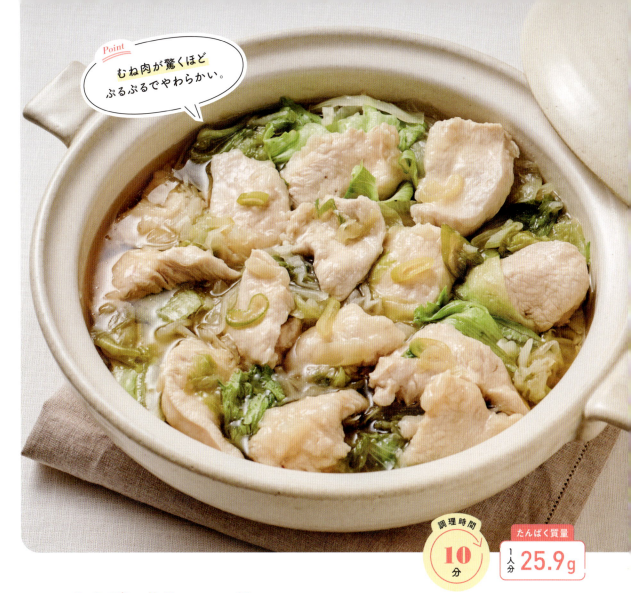

Point むね肉が驚くほどぷるぷるでやわらかい。

調理時間 10分 / たんぱく質量 1人分 25.9g

からだが喜ぶ絶品ヘルシー鍋

鶏むねレタスのぷるぷる鍋

保存 冷蔵で2日

【 材料 】2人分

鶏むね肉 …… 1枚
レタス …… 1個
キャベツ …… 1/8個
長ねぎ …… 1/2本
A ┌ 酒 …… 大さじ1
　├ 砂糖 …… 小さじ1/2
　└ 塩 …… 小さじ1/2
片栗粉 …… 大さじ2
B ┌ めんつゆ（2倍濃縮）…… 100㎖
　├ 水 …… 400㎖
　└ 和風だしの素 …… 小さじ1

【 作り方 】

1 鶏肉は皮を外し、薄めのそぎ切りにしてAをもみ込み、片栗粉をまぶす。レタスはひと口大にちぎり、キャベツは千切り、長ねぎは小口切りにする。

2 鍋にBとキャベツ、長ねぎを入れて火にかけ、煮立たせる。

3 レタスと鶏肉を加え、再度沸々したらふたをして弱火で3分煮る。

25

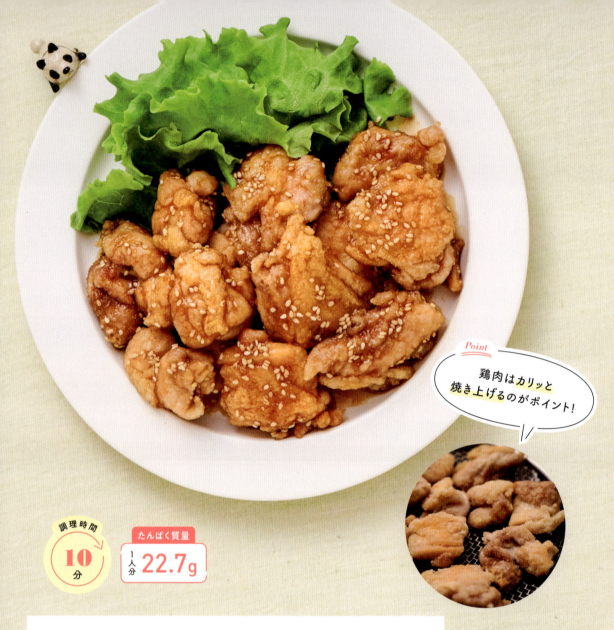

Point
鶏肉はカリッと焼き上げるのがポイント!

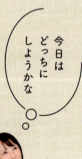

調理時間 10分
たんぱく質量 1人分 22.7g

おつまみにも! 和風味
うまだれ鶏唐

保存 冷蔵で2日

【材料】2人分

鶏もも肉 …… 1枚
片栗粉 …… 大さじ2
A ┌ 砂糖 …… 大さじ1
  │ しょうゆ …… 大さじ2
  │ みりん …… 大さじ1
  └ いり白ごま …… 大さじ1/2
サラダ油 …… 大さじ3
付け合わせ野菜 …… 適宜

【作り方】

1. 鶏肉はひと口大に切って片栗粉をまぶし、油を熱したフライパンで片面3～4分ずつ揚げ焼きにする。
2. ボウルにAを混ぜ、1を入れて和える。
   ※アルコールが苦手な人や子ども向けには、Aのたれを事前に煮切っておく
3. お好みの付け合わせ野菜とともに器に盛る。

今日はどっちにしようかな

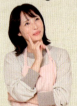

子ども喜ぶ！洋風味
カリふわナゲット

保存 冷蔵で2日／冷凍で2週間

【材料】2〜3人分

鶏ひき肉……400g
A ┌ 卵……1個
  │ 小麦粉……大さじ2
  │ マヨネーズ……小さじ2
  │ 粉チーズ……小さじ2
  │ コンソメスープの素
  └   ……小さじ1
サラダ油……大さじ3

●バーベキューソース
ケチャップ……大さじ2
中濃ソース……大さじ1
砂糖……小さじ1
しょうゆ……小さじ1
〕混ぜる

●マスタードソース
粒マスタード……大さじ2
マヨネーズ……大さじ1/2
砂糖……小さじ1
〕混ぜる

【作り方】

1 ポリ袋に鶏肉とAを入れてよく練る。
2 ポリ袋の角を切り取り、油を熱したフライパンにナゲット1個分（ひと口大）ずつ絞り出し、片面2分ずつ揚げ焼きにする。
3 器に盛り、お好みのソースをそえる。

※P52「時短揚げ焼きのコツ」参照

調理時間 10分

たんぱく質量 1人分 33.8g
※2人で食べた場合の1人分のたんぱく質量
※ソースは含まず

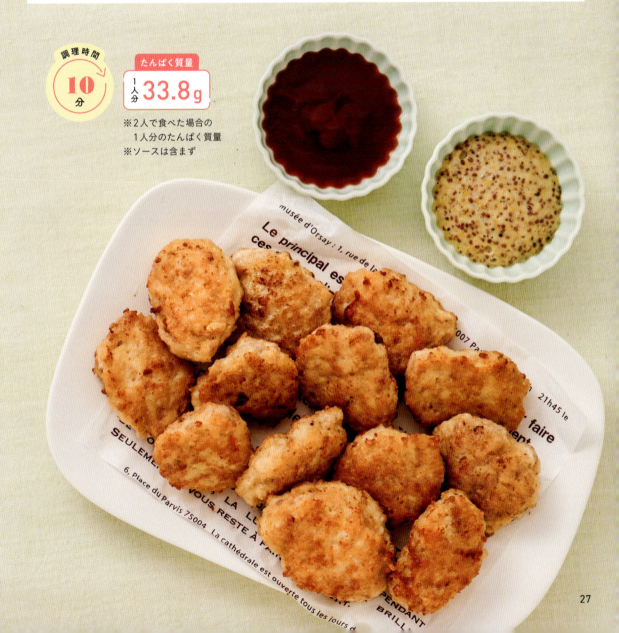

子どもウケ抜群！お財布にもやさしい
ポップコーンチキン

保存 冷蔵で2日／冷凍で2週間

【材料】2人分

鶏むね肉 …… 1枚
A [酒 …… 大さじ1
　　しょうゆ …… 小さじ2
　　マヨネーズ …… 大さじ1
　　コンソメスープの素
　　　…… 小さじ2]
片栗粉 …… 大さじ5
サラダ油 …… 大さじ3
ケチャップ …… 適宜
マヨネーズ …… 適宜

【作り方】

1 鶏肉は皮を外して小さめの角切りにし、**A**をもみ込んで10分おく。
2 1に片栗粉をしっかりまぶし、油を熱したフライパンで転がしながら全面焼く。
3 器に盛り、お好みでケチャップやマヨネーズをそえる。

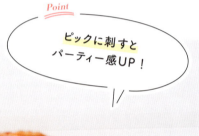

箸で転がしながら、カリッとするまで焼く（**工程2**）

調理時間 10分

たんぱく質量 1人分 24.8g

Point
ピックに刺すと
パーティー感UP！

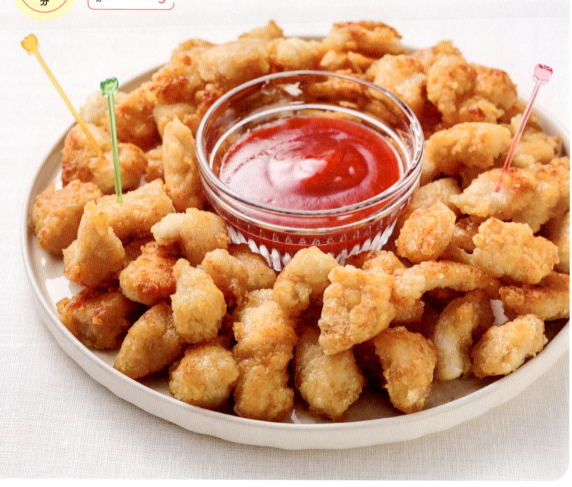

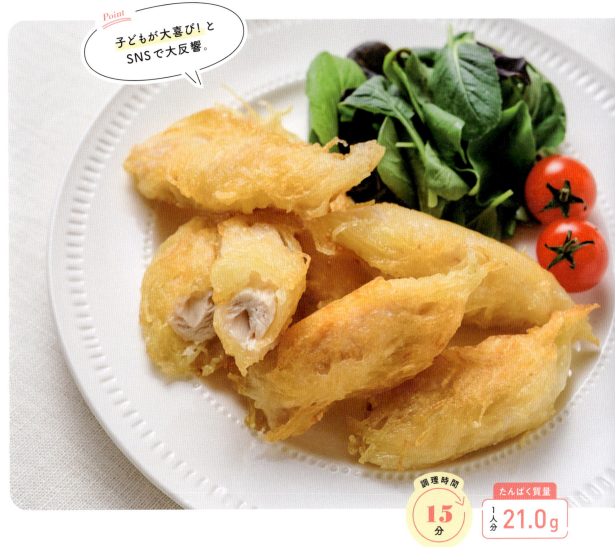

Point 子どもが大喜び！と SNS で大反響。

調理時間 **15**分 　たんぱく質量 1人分 **21.0g**

一度食べたら止まらない
みのむし揚げ

保存　冷蔵で2日／冷凍で2週間

【 材料 】2人分

鶏ささみ …… 3本
じゃがいも …… 2～3個
塩 …… 小さじ1
片栗粉 …… 大さじ1
　　　　…… 大さじ3
サラダ油 …… 大さじ3
付け合わせ野菜 …… 適宜

【 作り方 】

1　ささみは斜めに3～4切れにし、塩と片栗粉大さじ1をまぶす。
2　じゃがいもは千切りにして、片栗粉大さじ3をまぶす。
3　2でささみを包み、ギュッと握る。
4　油を熱したフライパンで両面揚げ焼きにする。
5　お好みの付け合わせ野菜とともに器に盛る。

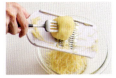

スライサーを使うとラクに千切りできる（工程2）

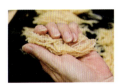

手にじゃがいもを広げ、肉をのせてギュッ！（工程3）

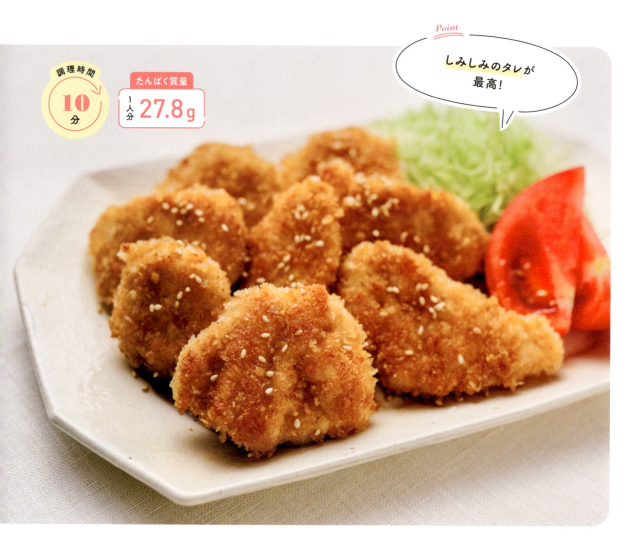

> Point しみしみのタレが最高!

調理時間 10分 / たんぱく質量 1人分 27.8g

ジューシー×甘辛でごはんが進む
和風チキンカツ

保存 冷蔵で2日　冷凍で2週間(揚げる前)

【材料】2人分

- 鶏むね肉 …… 1枚
- A
  - 砂糖 …… 小さじ1/2
  - 酒 …… 大さじ1
  - マヨネーズ …… 大さじ1
- B
  - 小麦粉 …… 大さじ3
  - 水 …… 大さじ3
- C
  - 砂糖 …… 小さじ2
  - みりん …… 大さじ2
  - しょうゆ …… 大さじ2
- パン粉 …… 大さじ2
- サラダ油 …… 大さじ3
- いり白ごま …… 適宜
- 付け合わせ野菜 …… 適宜

【作り方】

1. 鶏肉は皮を外して厚さ2cmのそぎ切りにし、Aとともにポリ袋に入れてもみ込む。5分おいて、Bを加えてさらにもみ込む。
2. Cを小鍋で煮立たせ、たれを作る。
   ※レンジで1分半加熱でもOK
3. フライパンにパン粉を入れて1にまぶし、余ったパン粉をキッチンペーパーで拭き取る。
4. フライパンに油を入れて熱し、両面を2分ずつ揚げ焼きにする。
5. 付け合わせ野菜とともに器に盛って2のたれをかけ、お好みでごまをふる。

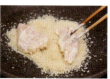

パン粉をフライパンの中でまぶすと後片付けがラク(工程3)

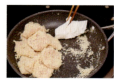

キッチンペーパーを少し湿らせておくと余ったパン粉を取り除きやすい(工程3)

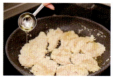

全体にかかるように油を入れる(工程4)

エビマヨ超えた!?
ささみで鶏マヨ

保存　冷蔵で当日中

【材料】2人分

鶏ささみ…3本
卵…2個
A ┌ 酒…大さじ1/2
　└ 砂糖…小さじ1/2
片栗粉…大さじ2
B ┌ マヨネーズ…大さじ3
　│ ケチャップ…大さじ1
　│ 牛乳…大さじ2
　└ 砂糖…小さじ1/2
サラダ油…大さじ1
付け合わせ野菜…適宜

【作り方】

1. ささみは3等分に切り、**A**をもみ込む。5分おいて片栗粉をまぶす。
2. **B**を混ぜてたれを作る。卵は溶きほぐす。
3. フライパンに油の半量を熱し、ささみを両面こんがりするまで焼く。
4. ささみを端に寄せて残りの油を加え、溶き卵を流し入れる。卵が半熟になったら火を止め、**2**のたれを加えて混ぜる。
5. お好みの付け合わせ野菜とともに器に盛る。

memo
・工程**1**で**A**を入れたポリ袋に、キッチンバサミでささみを切り入れてもみ込み、片栗粉を加えてまぶすと手が汚れません。

調理時間 10分
たんぱく質量 1人分 26.3g

Point
とろとろ卵でボリュームUP!

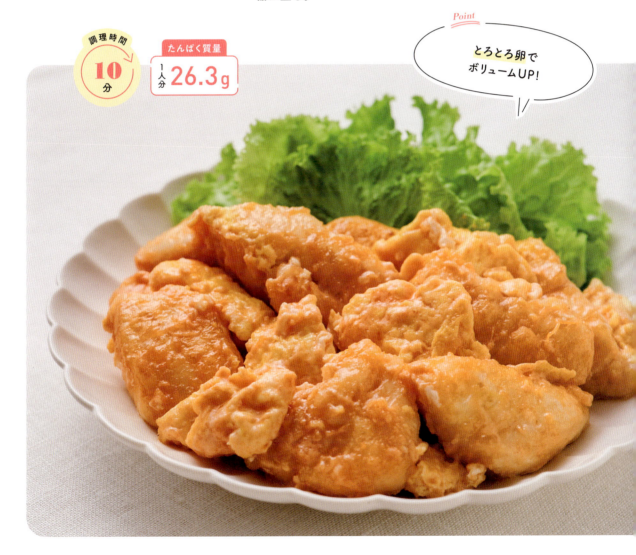

31

パスタソースとしても活用できる
トマトクリームシチュー

保存 冷蔵で2日

【材料】4人分

- 鶏もも肉 …1枚
- ハーフベーコン …4枚
- 白菜 …1/8個
- 玉ねぎ …1個
- にんじん …1/2本
- しめじ …50g
- 小麦粉 …大さじ3
- A
  - カットトマト缶 …1缶（400g）
  - 水 …300㎖
  - 砂糖 …大さじ1/2
  - コンソメスープの素 …小さじ2
- 牛乳 …200㎖
- オリーブオイル …大さじ1
- 塩・こしょう …各少々
- パセリ（みじん切り）…適宜

【作り方】

1. 鶏肉はひと口大、白菜はざく切り、玉ねぎとにんじんは小さめの角切り、ベーコンは2cm幅に切る。
2. 鍋にオリーブオイルを熱し、鶏肉を両面こんがり焼く。白菜の葉以外の具材を加えて炒め合わせる。
3. 一度火を止め、小麦粉を加えて混ぜる。粉っぽさがなくなったらAを入れ、小麦粉が溶けるまで混ぜたら再度火をつける。
4. 白菜の葉と牛乳を加え、サッと煮て火を止め、塩・こしょうをふる。器に盛り、お好みでパセリをかける。

調理時間 15分
たんぱく質量 1人分 32.3g

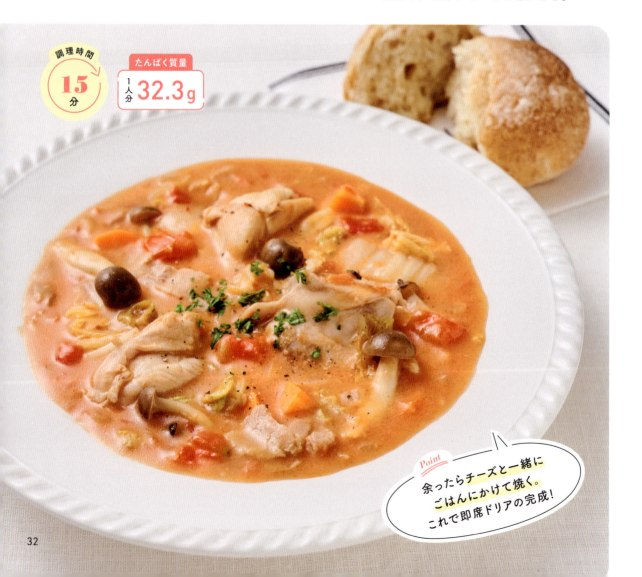

Point 余ったらチーズと一緒にごはんにかけて焼く。これで即席ドリアの完成！

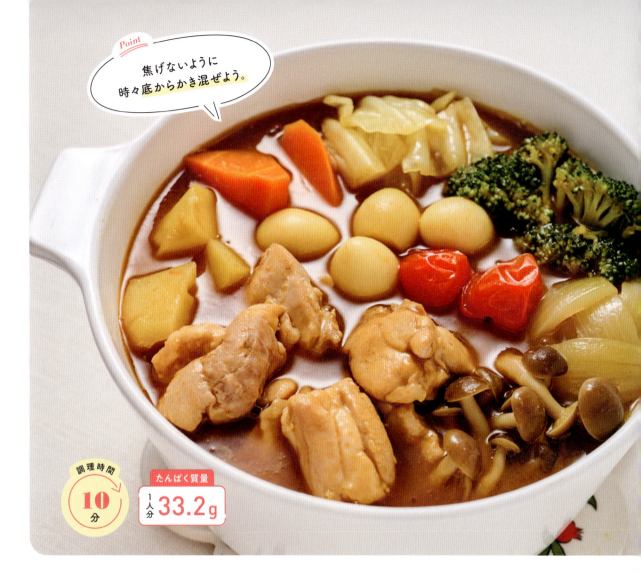

Point 焦げないように時々底からかき混ぜよう。

調理時間 10分

たんぱく質量 1人分 33.2g

子どもも大好き！鍋の新定番

カレー鍋

保存 冷蔵で3日

【 材料 】2人分

鶏もも肉 …… 1枚
じゃがいも …… 1個
玉ねぎ …… 1個
にんじん …… 1/2本
キャベツ …… 1/4個
ブロッコリー …… 1/4株
しめじ …… 50g
ミニトマト …… 4個
うずらの卵 …… 6個
カレールウ …… 50g
A ┌ めんつゆ（2倍濃縮）…… 50㎖
　└ 水 …… 700㎖

【 作り方 】

1 鶏肉、じゃがいも、にんじんはひと口大、玉ねぎはくし形切り、キャベツはざく切りにする。ブロッコリーは小房に分け、しめじはほぐす。
2 鍋にAを入れて沸かし、火を止めてカレールウを溶かす。
3 すべての具材を加えてふたをし、火が通るまで弱めの中火で煮る。

〆はカレーうどんか、ごはんとピザチーズを投入してカレーリゾットがおすすめ

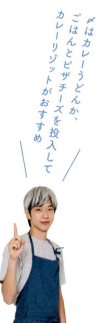

漬けて焼くだけ
味噌マヨチキン

保存 冷蔵で3日

Point 焦げやすいので、焼くときは**強火厳禁**！

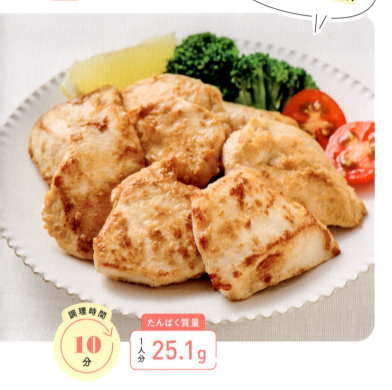

調理時間 **10**分　たんぱく質量 1人分 **25.1g**

【材料】2人分

鶏むね肉 …… 1枚
A ┌ 味噌 …… 大さじ1
　└ マヨネーズ …… 大さじ1
サラダ油 …… 小さじ1
レモン（くし形切り）…… 適宜
付け合わせ野菜 …… 適宜

【作り方】

1. 鶏肉は皮を外してそぎ切りにし、ポリ袋に入れてAをもみ込み、冷蔵庫で30分以上おく。
2. フライパンに油を熱し、1のたれをキッチンペーパーで軽く拭き取り、弱めの中火で焼く。2分経ったら裏返し、水大さじ1（分量外）を入れてふたをし、さらに弱火で2分蒸し焼きにする。
3. 付け合わせ野菜とともに器に盛り、お好みでレモンを絞る。

粉ものじゃないからヘルシー
お好み風もやし焼き

保存 冷蔵で2日

Point 余った野菜やお肉を入れてもOK！

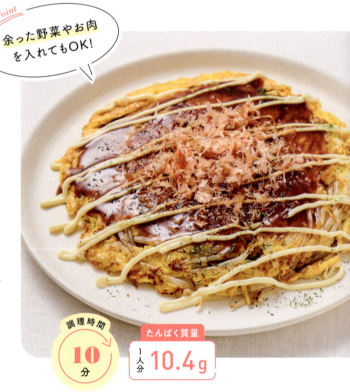

調理時間 **10**分　たんぱく質量 1人分 **10.4g**

【材料】2人分

もやし …… 1袋
卵 …… 3個
サラダ油 …… 大さじ1/2
A ┌ ソース …… 適宜
　│ マヨネーズ …… 適宜
　└ かつお節・青のり …… 各適宜

【作り方】

1. 卵は溶きほぐす。フライパンに油を熱し、もやしをサッと炒める。
2. もやしを中央に集めて丸く整え、上から溶き卵をかける。両面をこんがり焼いて器に移し、お好みでAをかける。

column -1-

栄養ごはんの組み立て方

からだは食べたものでつくられるから、日々のごはんはやっぱり大事。高級な食材を使う必要はないけれど、「今日はたんぱく質をどうとるか」「野菜はしっかりとれるか」は意識して献立を考えています。

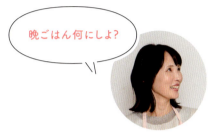
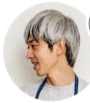

晩ごはん何にしよ？

腹ペコだからがっつり食べたいなぁ

Step-1 主菜のメインとなる食材を決める

肉？ 魚？ がっつりならお肉かな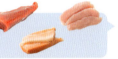

 冷蔵庫にささみがあるよ

Step-2 味と調理法を決める

いいね！ 味付けどうしよっか？

 子どもたちも好きだし「鶏マヨ」はどう？

Step-3 合わせる野菜と副菜を決める

そうしよう！ じゃあ野菜は？ レタスと…… p31

 さっぱり系も欲しいから「おかかパプリカ」も作るね p70

献立はたんぱく質源を決めるところから！

メニューを考える時は、「どの食材からたんぱく質をとるか」を最初に決めます。また、たんぱく質の代謝を助けるビタミン・ミネラルもしっかりとりたいので、肉のソテーや焼き魚などシンプルな料理の場合は付け合わせ野菜をたっぷりと。

主菜のたんぱく質量が少ないと感じたら、副菜にツナやゆで卵を入れるなど献立全体でたんぱく質と野菜がとれるようにしています。

たんぱく質はいろんな食材からとりたいので、できるだけ肉・魚・卵・大豆製品などバランスよくとるようにしていますが、ときには献立を考えるのが面倒で丼ものですませることも。全体的に野菜の量が少なければ、汁ものに野菜をたっぷり入れちゃいます。

調理時間 15分
たんぱく質量 1人分 15.2g

Point
食卓が華やぐ映え料理！

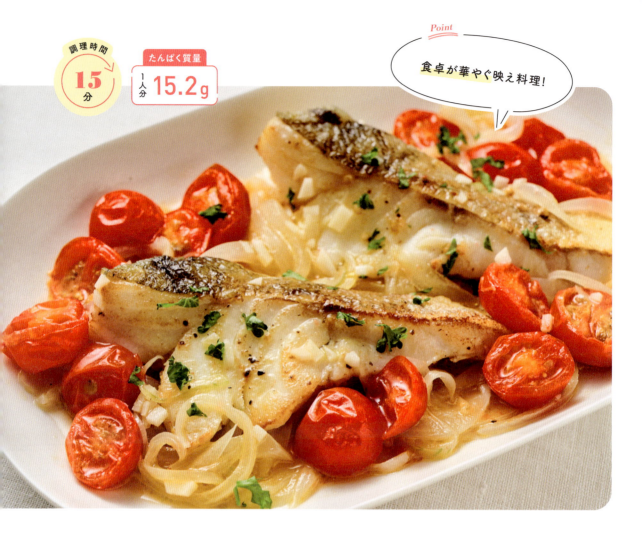

魚のうま味が野菜に染み込む
簡単アクアパッツア

保存　冷蔵で当日中

【 材料 】2人分

タラ（切り身）‥‥ 2切れ
玉ねぎ ‥‥ 1/2個
ミニトマト ‥‥ 8個
にんにく ‥‥ 1かけ
A ┌ 塩 ‥‥ 小さじ1/2
　├ 酒 ‥‥ 50ml
　└ 水 ‥‥ 50ml
塩・こしょう ‥‥ 各適量
オリーブオイル ‥‥ 大さじ2
パセリ（みじん切り）‥‥ 適宜

【 作り方 】

1　タラはキッチンペーパーで水気を拭き取り、塩・こしょうをしっかりふる。玉ねぎは薄切り、ミニトマトは横半分に切り、にんにくはみじん切りにする。
2　フライパンにオリーブオイルの半量を熱し、皮目を下にしてタラを2分焼く。焼き目がついたら裏返し、にんにく、玉ねぎ、ミニトマトを加えてAを入れ、6〜7分煮る。
3　トマトが煮崩れてきたら煮汁をスプーンですくって全体にかけ、残りのオリーブオイルを回しかける。器に盛り、お好みでパセリを散らす。

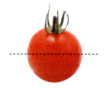

ミニトマトを横に切ることで水分が出て、アサリがなくてもうまみたっぷりに。

パンにもごはんにも合う！
サバのソテー大葉クリームソース

保存 冷蔵で当日中

【材料】2人分

- 生サバ（切り身）…2切れ
- 玉ねぎ…1/4個
- 大葉…10枚
- 片栗粉…大さじ1
- 小麦粉…小さじ1
- A
  - 牛乳…60㎖
  - コンソメスープの素…小さじ1/2
  - 粉チーズ…小さじ1/2
- オリーブオイル…大さじ1
- バター…10g

【作り方】

1. 玉ねぎは薄切り、大葉はみじん切りにする。
2. サバに片栗粉をまぶし、オリーブオイルを熱したフライパンで両面こんがり焼いて器に盛る。
3. フライパンに残った油をキッチンペーパーで軽く拭き取り、バターを熱して玉ねぎを炒める。火を止めて小麦粉を加え、粉っぽさがなくなるまで混ぜる。
4. Aを加えてダマがなくなるまで混ぜ、再び火にかける。とろみがついてきたら火を止め、大葉を加えてサッと混ぜ、サバにかける。

調理時間 10分
たんぱく質量 1人分 19.4g

Point サバは表面がカリッとするまでこんがり焼く。

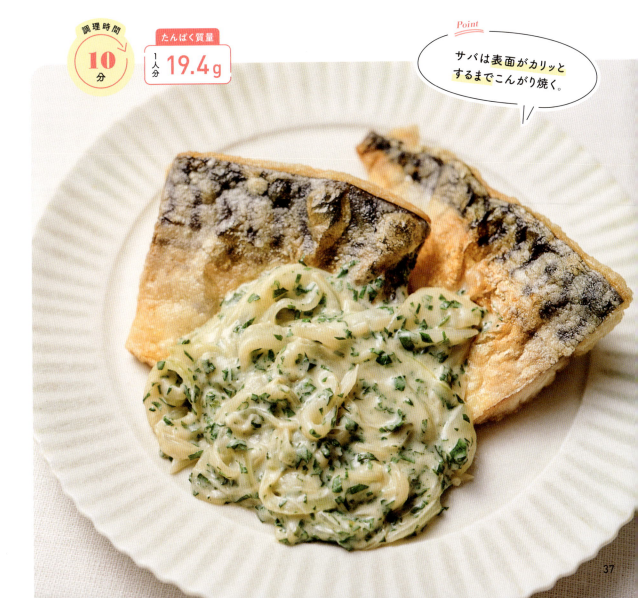

甘辛サバれんこん

魚×根菜で栄養もボリュームも満点

保存 冷蔵で3日

【材料】2人分

生サバ … 2切れ
れんこん … 200g
大葉 … 5枚
A ┌ 酒 … 大さじ1
  └ 塩 … 少々
片栗粉 … 大さじ3
B ┌ 砂糖 … 大さじ1/2
  │ みりん … 大さじ2
  └ しょうゆ … 大さじ2
サラダ油 … 大さじ3

【作り方】

1. サバは3等分に切ってAをふりかける。れんこんは2cm幅の半月切りに、大葉は千切りにする。
2. 水気を拭いたサバとれんこんに片栗粉をまぶす。
3. フライパンに油を熱し、2を両面揚げ焼きにして一度取り出す。
4. フライパンに残った油をキッチンペーパーで軽く拭き取ってBを入れ、沸々してきたら3を戻してからめる。器に盛って大葉をのせる。

おつまみにもイイね！

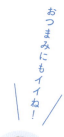

調理時間 10分
たんぱく質量 1人分 20.3g

Point
風味豊かな大葉は香ばしいサバと相性バッチリ！

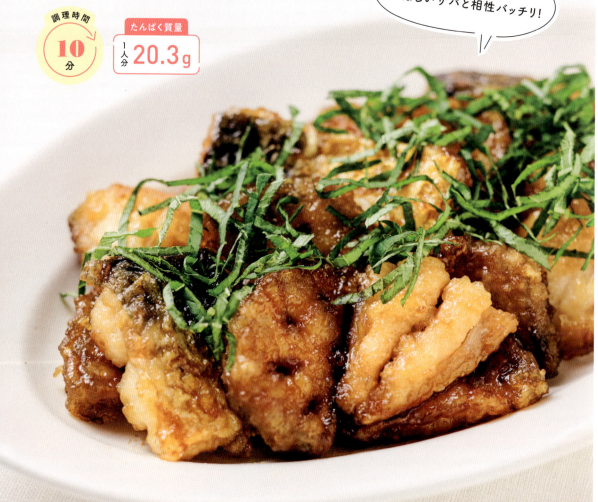

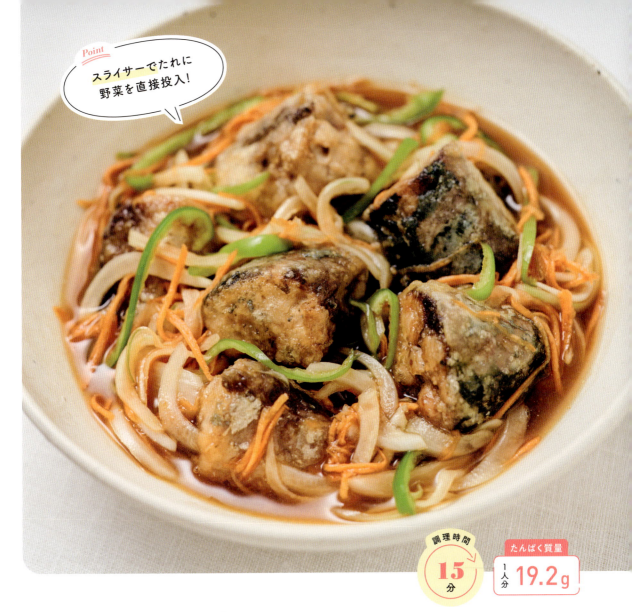

Point
スライサーでたれに野菜を直接投入!

調理時間 15分
たんぱく質量 1人分 19.2g

缶詰でできるから超お手軽
サバ缶南蛮

保存 冷蔵で3日

【材料】2人分

- サバ水煮缶 … 1缶 (200g)
- 玉ねぎ … 1/2個
- にんじん … 1/2本
- ピーマン … 1個
- 片栗粉 … 大さじ1
- A
  - 砂糖 … 大さじ2
  - 酢 … 大さじ3
  - しょうゆ … 大さじ2
- サラダ油 … 大さじ1〜2

【作り方】

1. サバ缶の身をキッチンペーパーの上に取り出して水気を拭き取る。大きい身は手で2〜3分割し、片栗粉をまぶす。
2. ボウルにAとサバ缶の残り汁を混ぜ、スライサーで玉ねぎは薄切り、にんじんとピーマンは千切りにしながら直接入れていく。
3. フライパンに油を熱し、サバをカリッと揚げ焼きにする。熱いうちに2に入れてからめ、器に盛る。

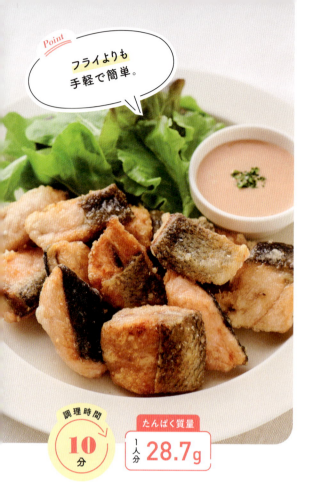

Point フライよりも手軽で簡単。

調理時間 10分
たんぱく質量 1人分 28.7g

唐揚げをリッチソースで！
サクうまサケのオーロラソース

保存 冷蔵で2日

【材料】2人分
生サケ（切り身）…3切れ
A ┌ 酒…大さじ1
　└ 塩・こしょう…各少々
片栗粉…大さじ1
B ┌ マヨネーズ…大さじ1と½
　├ ケチャップ…大さじ1
　└ ウスターソース…小さじ1
サラダ油…大さじ2
付け合わせ野菜…適宜

【作り方】
1 サケの切り身を3〜4等分し、Aをふって10分おく。Bを混ぜてオーロラソースを作る。
2 サケの水分をキッチンペーパーで拭き取り、片栗粉をまぶす。
3 フライパンに油を熱し、2をカリッと焼く。
4 付け合わせ野菜とともに器に盛ってオーロラソースをそえる。

タルタル風ソースで華やか！
サケマヨコンチーズ

保存 冷蔵で当日中

【材料】2人分
生サケ（切り身）…2切れ
コーン（缶）…50g
ピザチーズ…30g
しめじ…50g
A ┌ 酒…大さじ1
　└ 塩…少々
B ┌ マヨネーズ…大さじ1
　└ しょうゆ…小さじ1/2
パセリ（みじん切り）…適宜

【作り方】
1 サケにAをふっておく。しめじはほぐす。ボウルにコーン、ピザチーズ、Bを入れて混ぜ、ソースを作る。
2 水気を拭いたサケとしめじを耐熱食器に入れ、1のソースをかける。
3 トースターで10分ほど焼き、お好みでパセリをふる。

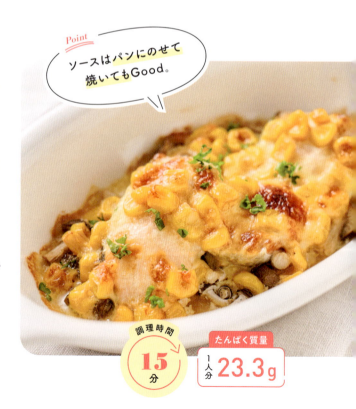

Point ソースはパンにのせて焼いてもGood。

調理時間 15分
たんぱく質量 1人分 23.3g

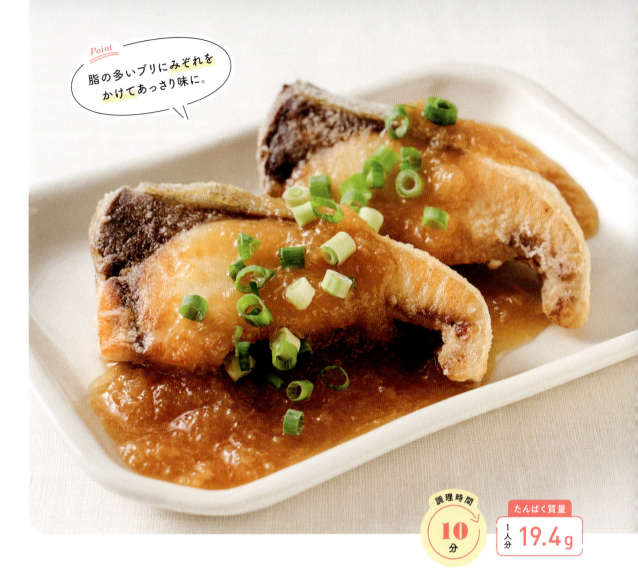

Point 脂の多いブリにみぞれをかけてあっさり味に。

調理時間 10分
たんぱく質量 1人分 19.4g

煮込み不要ですぐできる
ブリ大根おろし

保存 冷蔵で3日

【 材料 】2人分

ブリ（切り身）…… 2切れ
大根 …… 100g
片栗粉 …… 大さじ1
A ┌ 水 …… 75㎖
　│ 和風だしの素 …… 小さじ1/4
　│ 酒 …… 大さじ1
　│ みりん …… 大さじ1
　└ しょうゆ …… 大さじ1
B ┌ 片栗粉 …… 小さじ1/2
　└ 水 …… 小さじ1
サラダ油 …… 小さじ2
青ねぎ（小口切り）…… 適宜

【 作り方 】

1 ブリに片栗粉をまぶす。大根はすりおろす。
2 油を熱したフライパンでブリを焼き、器に盛る。
3 同じフライパンに大根おろしとAを入れて混ぜ、沸々してきたら弱火にしてB（水溶き片栗粉）をよく混ぜて加え、とろみがついたら火を止める。
4 ブリの上に3をかけ、お好みでねぎを散らす。

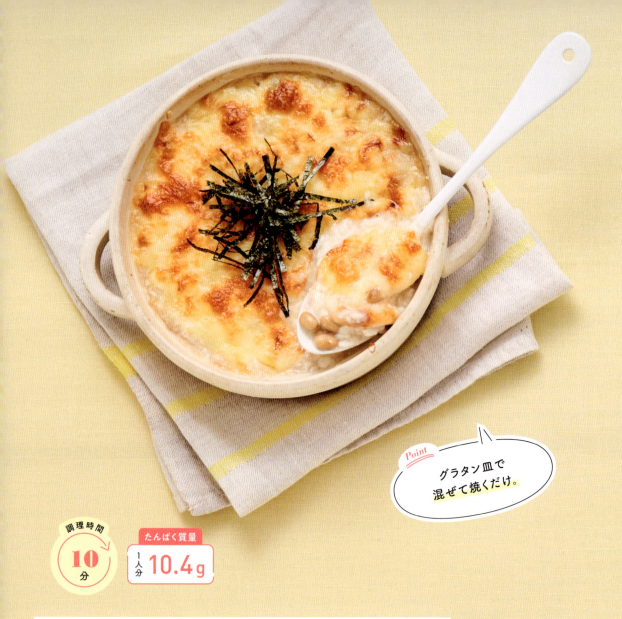

Point　グラタン皿で混ぜて焼くだけ。

調理時間 10分　　たんぱく質量 1人分 10.4g

ヘルシーで栄養満点
とろネバ和風グラタン

保存　冷蔵で当日中

【材料】2人分

A ┌ 納豆 …… 1パック
　├ 長いも（すりおろし）…… 100g
　├ 絹ごし豆腐 …… 100g
　└ めんつゆ（2倍濃縮）…… 大さじ2
マヨネーズ …… 大さじ1
ピザチーズ …… 30g
刻みのり …… 適宜

【作り方】

1. Aをグラタン皿に入れてよく混ぜる。
2. マヨネーズとピザチーズをかけ、トースターで8分ほど焼く。
3. お好みで刻みのりをかける。

長いもの安全なおろし方は12ページを見てね！

グラタン皿ひとつで完結！
逆キッシュ

保存　冷蔵で2日

【材料】4人分

A ┌ 卵 …… 2個
　├ 塩・こしょう …… 各少々
　├ コンソメスープの素 …… 小さじ1
　├ 牛乳 …… 100㎖
　└ 粉チーズ …… 大さじ1
ハーフベーコン …… 4枚
冷凍ほうれん草 …… 30g
しめじ …… 50g
ピザチーズ …… 40g
クロワッサン …… 2個

【作り方】

1 Aをグラタン皿に入れてよく混ぜ、卵液を作る。
2 ベーコンとしめじをキッチンバサミで切り入れ、ほうれん草を加えて軽く混ぜる。
3 トースターで10分ほど焼き、卵液にほぼ火が通ったらピザチーズをのせる。
4 3の上に、クロワッサンを手でちぎってのせ、アルミホイルをかぶせて再度トースターで5分焼く。
5 仕上げにアルミホイルを外してこんがりするまで3分ほど焼く。

調理時間 20分
たんぱく質量 1人分 18.9g

Point 作業時間はわずか5分。あとはトースターにおまかせ。

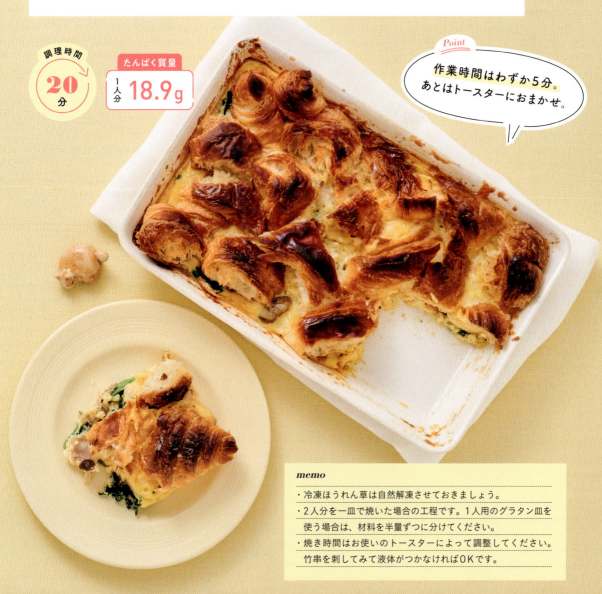

memo
・冷凍ほうれん草は自然解凍させておきましょう。
・2人分を一皿で焼いた場合の工程です。1人用のグラタン皿を使う場合は、材料を半量ずつに分けてください。
・焼き時間はお使いのトースターによって調整してください。竹串を刺してみて液体がつかなければOKです。

手軽に作れてサクサクとろける
アボカドタルタル春巻き

保存 冷蔵で2日

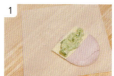
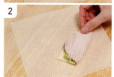
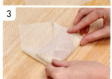

春巻きの皮は角を下にしておき、手前から奥に巻いていく（工程**2**・**3**）

【材料】2人分

春巻きの皮 …6枚
アボカド …1/2個
ハム …6枚
スライスチーズ …3枚
A ┌ マヨネーズ … 大さじ1
  │ 塩・こしょう … 各少々
  └ レモン汁 … 小さじ1/2
B ┌ 小麦粉 … 小さじ1
  └ 水 … 小さじ2
サラダ油 … 大さじ3

【作り方】

1 アボカドを角切りにし、**A**を加えてタルタルソースを作る。
2 春巻きの皮に、ハム、スライスチーズ1/2枚、**1**の1/6量を順にのせる。
3 ハムを2つ折りにし、春巻きの皮で包み、**B**（水溶き小麦粉）を塗って留める。
4 フライパンに油を熱して、両面をこんがりと焼き、器に盛る。

調理時間 10分
たんぱく質量 1人分 12.7g

Point 中のアボカドをゆで卵にしてもGood!

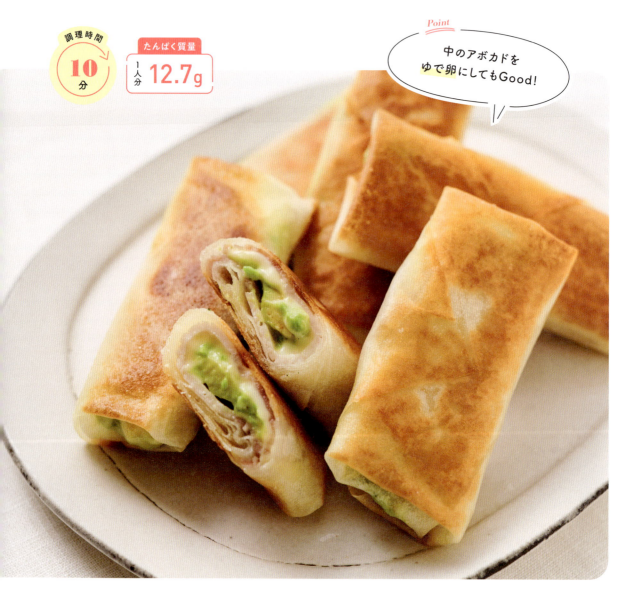

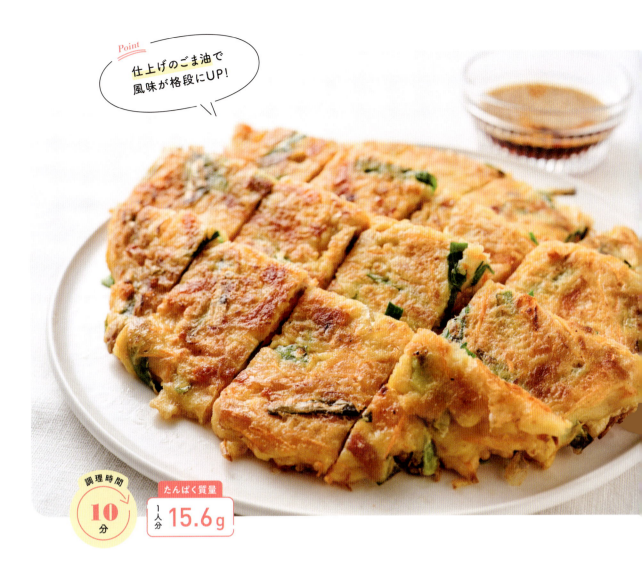

Point
仕上げのごま油で風味が格段にUP!

調理時間 10分
たんぱく質量 1人分 15.6g

カリモチ食感にツナのうまみがギュッ!
ツナチーチヂミ

保存 冷蔵で2日／冷凍で2週間

【 材料 】2人分

ツナ缶 …… 1缶(70g)
にんじん …… 1/2本
にら …… 4本
ピザチーズ …… 30g
A ┃ 卵 …… 1個
　┃ 鶏がらスープの素 …… 小さじ1
　┃ 小麦粉 …… 100g
　┗ 水 …… 100ml
サラダ油 …… 大さじ1/2
ごま油 …… 小さじ1

● たれ（混ぜる）
ぽん酢 …… 大さじ2
いり白ごま …… 小さじ1
ラー油 …… 適宜

【 作り方 】

1 にんじんは千切りに、にらは3〜4cmの長さに切る。
2 ボウルにAを入れてよく混ぜ、1と缶汁をきったツナ、ピザチーズを加えてさらに混ぜる。
3 フライパンにサラダ油を熱し、2を流し入れて平らにする。3〜4分焼いてこんがりしたら裏返し、さらに2〜3分焼く。仕上げにごま油を鍋肌から回し入れる。
4 器に盛り、食べやすい大きさに切ってお好みでたれをそえる。

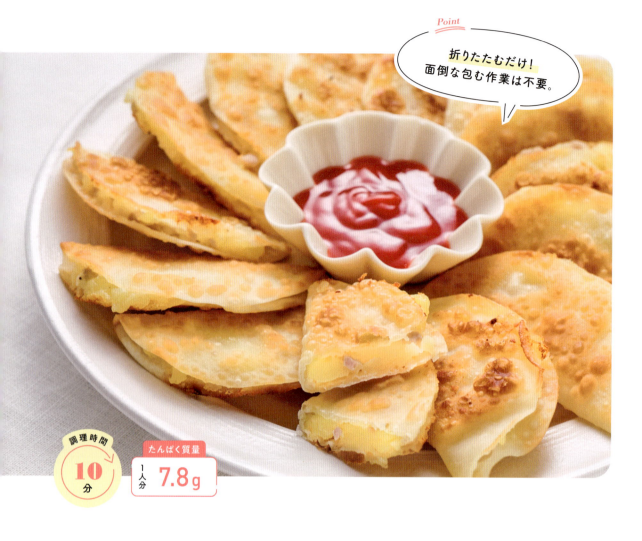

Point
折りたたむだけ！
面倒な包む作業は不要。

調理時間 10分
たんぱく質量 1人分 7.8g

もはやポテトパイ!?
ベーコンポテトたたみ餃子

保存 冷蔵で3日
　　 冷凍で2週間（焼く前）

【 材料 】2人分

餃子の皮 …… 14枚
じゃがいも …… 1個
ハーフベーコン …… 2枚
A ┌ 塩・こしょう …… 各少々
　│ オリーブオイル …… 大さじ1/2
　│ 粉チーズ …… 大さじ1/2
　└ 牛乳 …… 小さじ2
サラダ油 …… 大さじ1
ケチャップ …… 適宜

【 作り方 】

1 じゃがいもは皮をむいて濡らし、ラップで包んで電子レンジで3分加熱する。ベーコンは細切りにする。
2 ボウルにじゃがいもを入れて粗くつぶし、ベーコンとAを加えて混ぜる。
3 餃子の皮の下半分に2をのせて、半分に折りたたむ。
4 フライパンに油を熱して3を並べ、へらで押しながら両面こんがり焼く。
5 器に盛って、お好みでケチャップをそえる。

memo
・じゃがいもは電子レンジにかけずに、やわらかくなるまでゆでてもOKです。
・ベーコンはキッチンバサミで工程2のボウルに直接切り入れてもOKです。

餃子と焼売のいいとこ取り！
豚こまギョーマイ

保存　冷蔵で2日
　　　冷凍で2週間

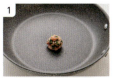
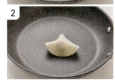
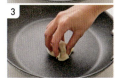
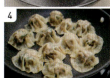

肉だねを12等分して丸めると、大きさがそろってきれいに仕上がる（**工程2**）

【材料】2人分

- 餃子の皮 …… 12枚
- 豚こま切れ肉 …… 200g
- 大葉 …… 5枚
- **A**
  - 酒 …… 大さじ1
  - 砂糖 …… 小さじ1
  - しょうゆ …… 小さじ1
  - オイスターソース …… 小さじ1
  - おろししょうが …… 少々
    ※しょうがチューブでもOK
  - 片栗粉 …… 大さじ1
- ごま油 …… 大さじ1/2
- 水 …… 100mℓ
- ぽん酢 …… 適宜

【作り方】

1. ボウルに細く切った大葉と豚肉を入れ、**A**を加えてもみ込む。
2. 油をひいたフライパンに**1**を小さく丸めて並べ、それぞれに餃子の皮をのせ、まわりを握るようにしてかぶせる。
3. 火をつけて中火で3分焼く。水を加え、ふたをして6〜7分蒸し焼きにする。
4. 器に盛り、お好みでぽん酢をそえる。

調理時間 **15分**　たんぱく質量 1人分 **20.9g**

Point　かぶせて焼くだけ。見た目もキュート。

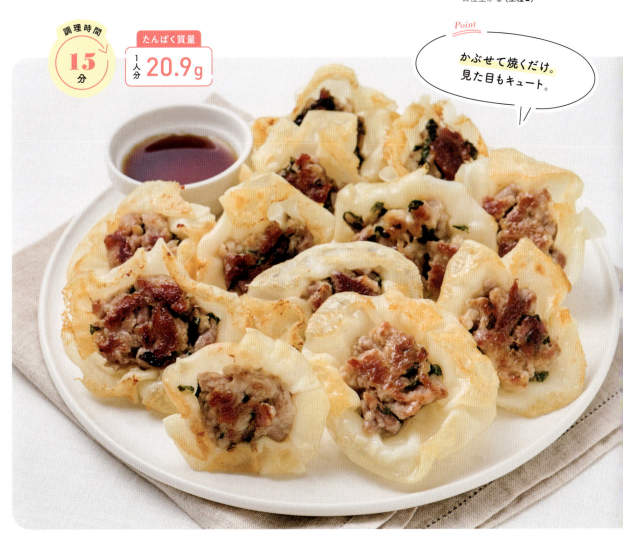

重ねて焼くだけ、手間いらず
ライスペーパー鶏餃子

保存 冷蔵で2日

【 材料 】2人分

ライスペーパー…2枚
鶏ひき肉…200g
キャベツ…50g
大葉…5枚
ピザチーズ…30g
A ┌ 鶏がらスープの素…小さじ1
　│ 酒…小さじ1
　└ しょうゆ…小さじ1
ごま油…小さじ1

【 作り方 】

1 キャベツはみじん切りにする。大葉は手でちぎる。
2 ポリ袋に鶏肉と1、Aを入れてよく練る。
3 フライパンにごま油をひいてライスペーパー1枚をおく。その上に2を全体に広げてチーズをのせ、もう1枚のライスペーパーを重ねる。
4 ふたをして火にかけ、中火で5分焼く。ふたを取って裏返し、さらに2分焼いて器に盛る。

memo
・材料をすべて重ねてふたをした後に火をつけましょう。
・クッキングシートの上で切り分けてから、お皿にすべらせると移しやすいです。

調理時間 10分
たんぱく質量 1人分 18.5g

Point
ライスペーパーは濡らさずそのまま使ってOK。

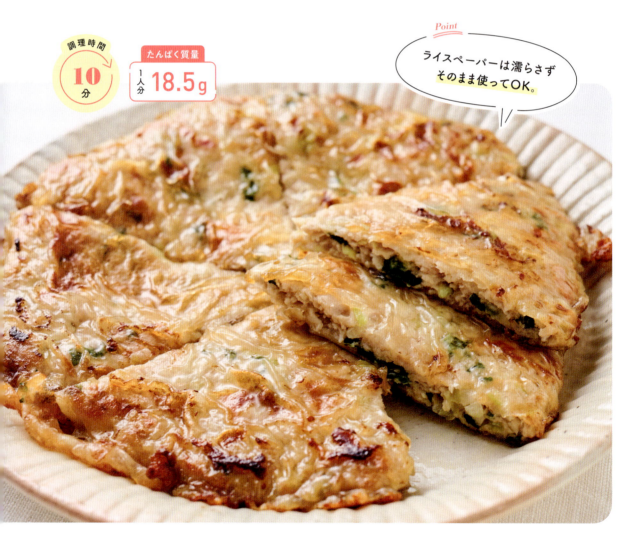

調理時間 10分 / たんぱく質量 1人分 13.4g

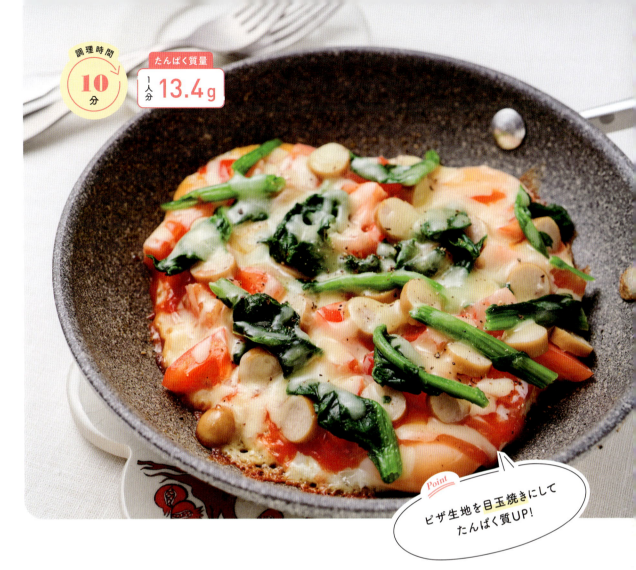

Point
ピザ生地を目玉焼きにして
たんぱく質UP!

お腹が空いた朝にもおすすめ
目玉焼きピザ

保存　冷蔵で当日中

【 材料 】2人分

卵 …… 3個
トマト …… 1/2個
ウインナー …… 2本
冷凍ほうれん草 …… 20g
ピザチーズ …… 20g
ケチャップ …… 大さじ1
サラダ油 …… 小さじ1
粗びき黒こしょう …… 適宜

【 作り方 】

1. トマトは角切り、ウインナーは1cm幅の輪切りにする。
2. フライパンに油を熱して目玉焼きを作り、ケチャップ、トマト、ウインナー、ほうれん草をのせてピザチーズを散らす。
3. ふたをしてチーズが溶けるまで3〜4分焼く。
4. お好みで粗びき黒こしょうをふり、器に盛る。

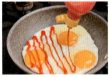

白身が固まりはじめたらトッピングスタート（工程2）

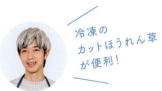

冷凍の
カットほうれん草
が便利！

Point 小腹が空いた時のおやつにもおすすめ。

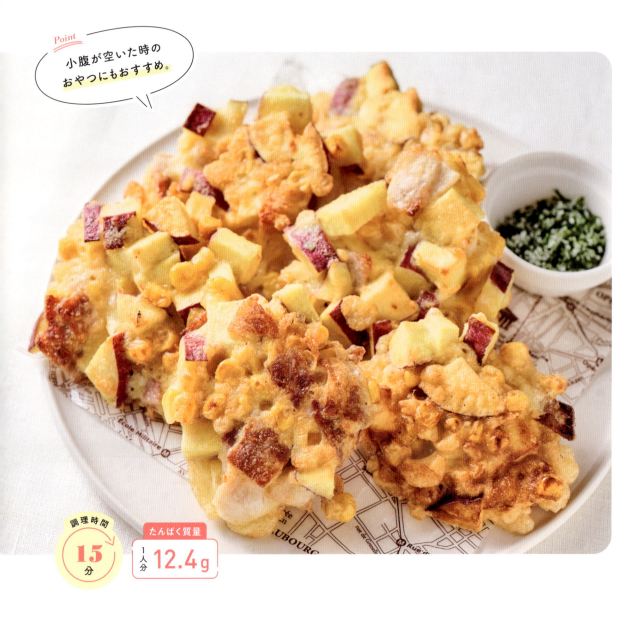

調理時間 15分　たんぱく質量 1人分 12.4g

やさしい甘さがやみつきに
コロコロかき揚げ

保存　冷蔵で2日

【材料】2人分

さつまいも … 200g
ハム … 4枚
コーン（缶）… 100g
A[卵 … 1個
　 水 … 120mℓ
B[小麦粉 … 100g
　 片栗粉 … 大さじ1
サラダ油 … 大さじ2〜3
塩・青のり … 各適宜

【作り方】

1 ボウルにAを入れてよく混ぜ、Bを加えてさっくり混ぜる。
2 さつまいもとハムは7〜8mm角に切り、コーンと一緒に1に入れて混ぜ合わせる。
3 フライパンに油を熱し、スプーンで2をすくって入れ、揚げ焼きにする。
4 器に盛り、お好みで塩と青のりを混ぜてそえる。

memo
・さつまいもの皮も栄養豊富なので、ぜひ皮ごと調理しましょう。

おいしすぎてリピ確定！
厚揚げしそチ

保存 冷蔵で2日

【材料】2人分

厚揚げ…2枚
大葉…4枚
スライスチーズ…2枚
片栗粉…大さじ2
A ┌ みりん…大さじ2
  │ しょうゆ…大さじ2
  │ おろしにんにく…小さじ1/2
  └ ※にんにくチューブの場合は3cm
サラダ油…大さじ1

Point: たんぱく質増し増しのボリュームおかず。

調理時間 10分　たんぱく質量 1人分 17.5g

【作り方】

1. 厚揚げを半分に切って断面に切り目を入れて袋状にし、それぞれに大葉1枚を折りたたんで入れる。
2. 大葉の中にスライスチーズ1/2枚をくるくる巻いてつめて、厚揚げ全体に片栗粉をまぶす。
3. フライパンに油を熱し、カリッとするまで各面2分ずつ焼く。
4. 混ぜ合わせたAを入れて煮からめ、器に盛る。

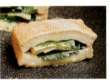
折りたたんだ大葉の間に巻いたチーズを押し込む（工程2）

満足感あり・罪悪感なし
厚揚げのカツ煮風

保存 冷蔵で当日中

Point: ごはんにかけるとカツ丼もどきに。

【材料】2人分

厚揚げ…2枚
玉ねぎ…1/2個
卵…2個
A ┌ めんつゆ（2倍濃縮）…50mℓ
  └ 水…100mℓ
青ねぎ（みじん切り）…適宜

【作り方】

1. 厚揚げは1cm幅に切り、玉ねぎは薄切りにする。卵は溶きほぐす。
2. 鍋に玉ねぎとAを入れて3分ほど煮立たせ、厚揚げを加えてさらに3分煮る。
3. 溶き卵を回しかけ、好みの固さになったら火を止める。
4. 器に盛って、お好みで青ねぎをのせる。

調理時間 10分　たんぱく質量 1人分 18.4g

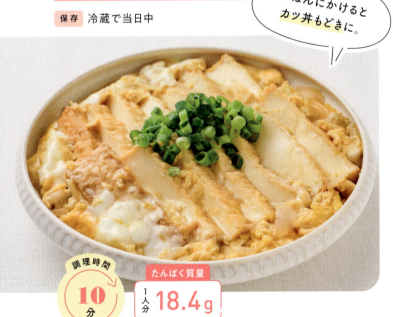

column -2-

簡単&おいしい 時短揚げ焼きのコツ

揚げものはおいしい！でも油の処理など後片付けが正直面倒。そこで本書では、油の量を極力抑え、コストも洗いものも少なくてすむ「揚げ焼き」をいくつか紹介しています。ここでは、p27の「カリふわナゲット」の作り方を通してコツをお伝えするので、ぜひ参考にしてみてください。

Point-1 下ごしらえはポリ袋で混ぜるだけ

手が汚れない → むらなく仕上がる

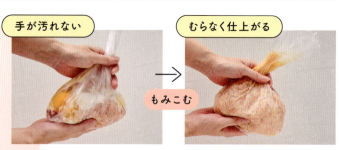

もみこむ

肉だねを作るときは、ポリ袋を使用します。袋の上部を持って全体をよくもみ込むと、手が汚れないし、むらなく仕上がります。

Point-2 ポリ袋から絞り出して成形

絞った後は袋を捨てるだけ。洗いものなし！

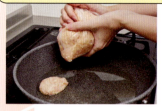

ポリ袋の底の角にハサミを入れて、肉だねの絞り口を作ります。次に、両手で袋を持ち、押しながらナゲット1個分ずつフライパンに直接絞り出します。

Point-3 油の使用量が少なくて経済的

たっぷりの油で揚げる時より、使う油の量が1/4以下

少量の油で両面を揚げ焼きし、余った油はキッチンペーパーで拭き取ればOK。

オイルスクリーンをかぶせて油はねをガード！

完成！

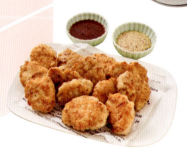

※レシピに書いてある油の分量は最低限の使用量です。フライパンの大きさによっても違いがありますので、「フライパンの底から5mm程度」を目安にしてください。

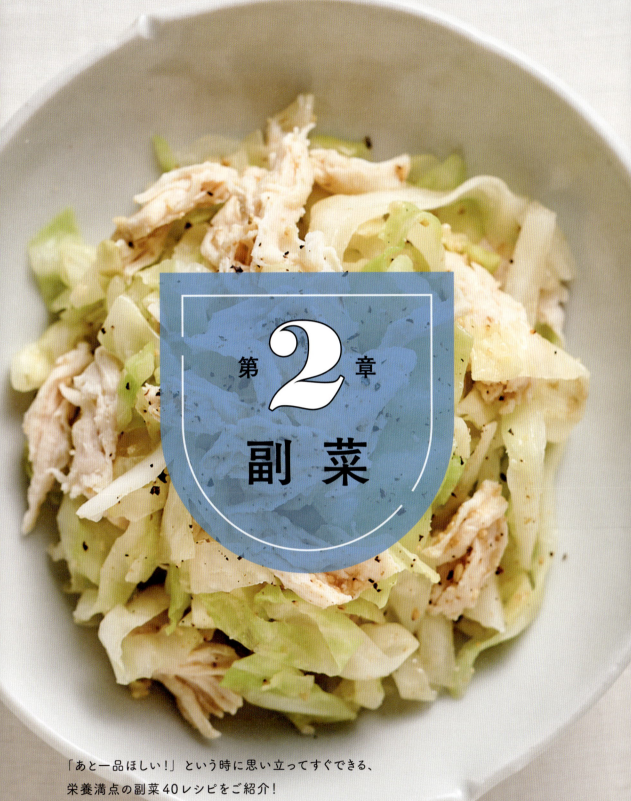

第2章 副菜

「あと一品ほしい!」という時に思い立ってすぐできる、
栄養満点の副菜40レシピをご紹介!
材料はいつも家にある野菜や買いおきしている常備食材、
食料棚にストックしている乾物、缶詰などもフル活用!
「もう少し野菜を食べたいな」。そんなときにも役立つレシピばかりです。

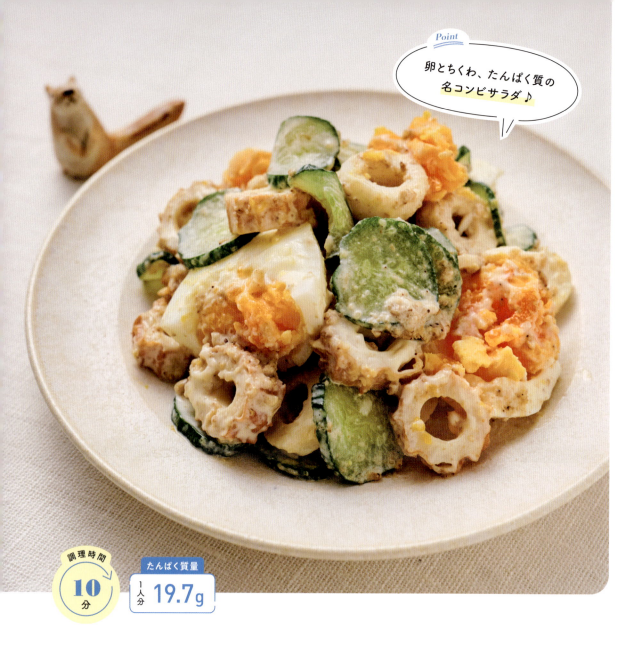

Point 卵とちくわ、たんぱく質の名コンビサラダ♪

調理時間 10分　たんぱく質量 1人分 19.7g

うま味引き立つ絶品サラダ

マヨちくサラ

保存 冷蔵で2日

【材料】2人分

ちくわ……4本
きゅうり……1本
ゆで卵……2個
ツナ缶……1缶(70g)
塩……ふたつまみ
しょうゆ……大さじ1/2
マヨネーズ……大さじ3
すり白ごま……大さじ2

【作り方】

1 きゅうりを薄切りにして塩をもみ込み、5分おいて水気を絞る。ちくわは5mmの輪切りにし、ツナは缶汁をきる。

2 ボウルにすべての材料を入れ、ゆで卵をくずしながら混ぜ合わせて器に盛る。

きゅうりの水気はぎゅっと絞ろう！

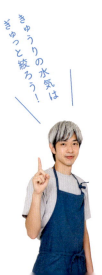

粗く叩いて食感楽しい
長いもきゅうりたたき

保存 冷蔵で当日中

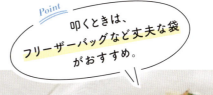

Point 叩くときは、フリーザーバッグなど丈夫な袋がおすすめ。

【材料】2人分

- 長いも…200g
- きゅうり…1本
- A ┌ めんつゆ(2倍濃縮)…大さじ2
  │ ぽん酢…大さじ1/2
  └ かつお節…小1袋(2g)

【作り方】

1. 長いもは皮をむいて、きゅうりと一緒にポリ袋に入れ、袋の上から麺棒などでお好みの粗さに叩く。
2. 1にAを入れてもみ込み、器に盛る。

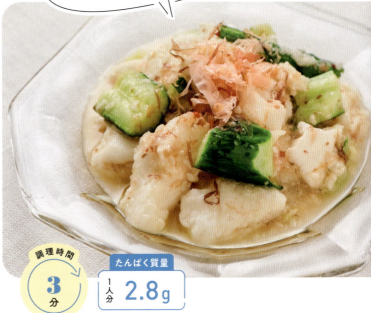

調理時間 3分
たんぱく質量 1人分 2.8g

手間なしでちゃんとおいしい
カニカマヨぽん

保存 冷蔵で2日

Point ぽん酢とマヨネーズがあれば、ドレッシングいらず!

【材料】2人分

- カニカマ…4本
- きゅうり…1本
- ツナ缶…1缶(70g)
- A ┌ マヨネーズ…大さじ2
  │ ぽん酢…小さじ1
  └ かつお節…小1袋(2g)

【作り方】

1. きゅうりは千切りにする。カニカマはほぐす。
2. ボウルに1と缶汁をきったツナ、Aを入れて和え、器に盛る。

memo
・当日中に食べない場合は、きゅうりは塩もみし、水気を絞ってから作りましょう。

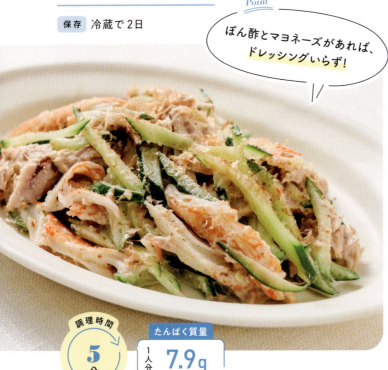

調理時間 5分
たんぱく質量 1人分 7.9g

巻いて切るだけのおしゃれサラダ
即席生春サラダ巻き

保存 冷蔵で当日中

【材料】2人分

- ライスペーパー……4枚
- カニカマ……8本
- 水菜……1株
- きゅうり……1/2本
- A
  - 砂糖……小さじ1
  - 酢……大さじ1
  - しょうゆ……大さじ1
  - すり白ごま……大さじ1
  - ごま油……小さじ1/2

【作り方】

1. 水菜は長さを3等分、きゅうりは縦8等分に切る。
2. 濡らしたキッチンペーパーをまな板に広げ、その上に水にくぐらせたライスペーパーをおく。手前にカニカマときゅうり、水菜を並べてひと巻きし、左右を内側に折って最後まで巻いていく。
3. 食べやすい大きさに切って器に盛り、Aを混ぜたドレッシングをそえる。

調理時間 10分
たんぱく質量 1人分 5.7g

Point いろんな具材で作ってみてね!

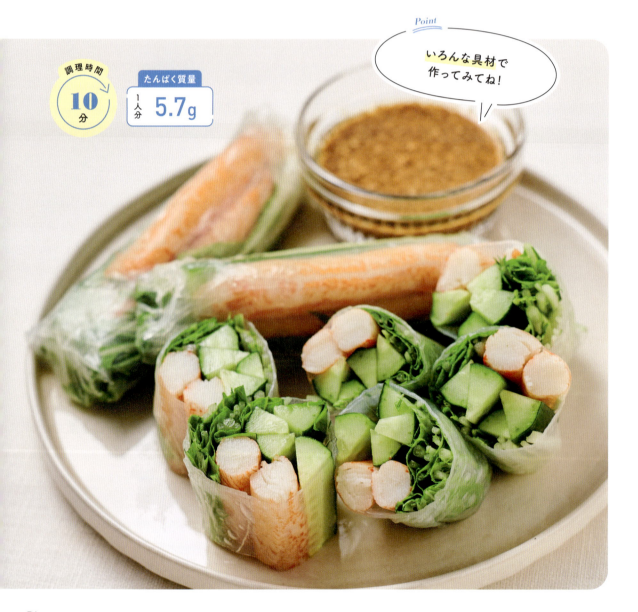

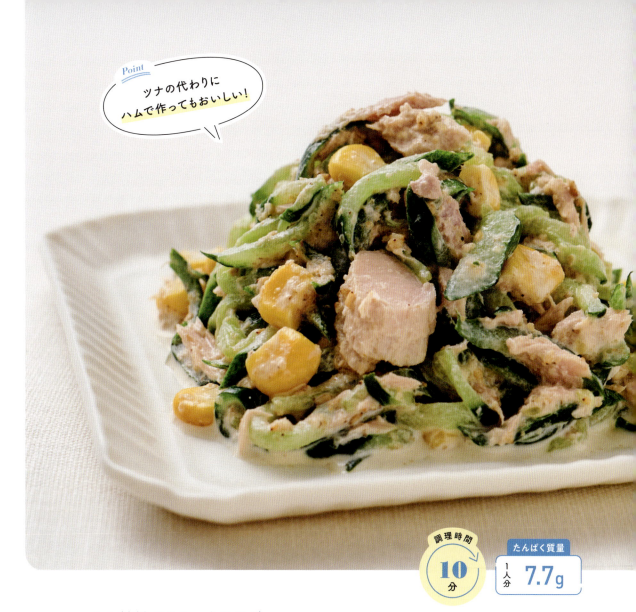

Point ツナの代わりにハムで作ってもおいしい!

調理時間 10分 / たんぱく質量 1人分 7.7g

いつもの材料でやみつきサラダ
きゅうりの無限コールスロー

保存 冷蔵で2日

【 材料 】2人分

きゅうり…3本
ツナ缶…1缶（70g）
コーン（缶）…50g
塩…ふたつまみ
A ┌ 砂糖…大さじ1/2
　├ 酢…大さじ1/2
　├ マヨネーズ…大さじ3
　└ すり白ごま…大さじ2

【 作り方 】

1. きゅうりは千切りにして塩もみし、5分おいて水気をよく絞る。
2. 1をボウルに入れ、ツナとコーン、Aを加えて和え、器に盛る。

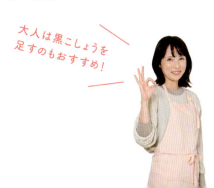

大人は黒こしょうを足すのもおすすめ!

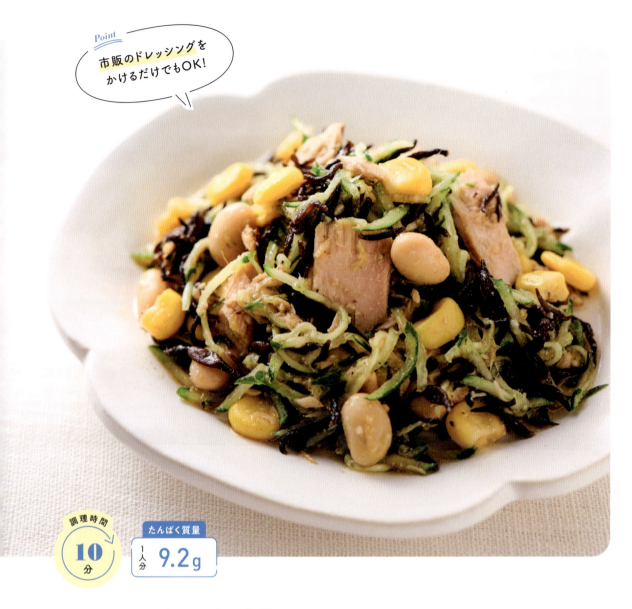

Point 市販のドレッシングをかけるだけでもOK!

調理時間 10分　たんぱく質量 1人分 9.2g

カルシウムたっぷりのひじきが主役
ひじきサラダ

保存　冷蔵で2日

【 材料 】2人分

生ひじき …… 50g
※乾燥ひじきを使う場合は5g
きゅうり …… 1本
コーン …… 50g
ツナ缶 …… 1缶(70g)
水煮大豆 …… 30g
※蒸し大豆でもOK

A ┌ 砂糖 …… 大さじ1/2
　├ 酢 …… 大さじ2
　├ しょうゆ …… 大さじ2
　├ すり白ごま …… 大さじ1
　└ ごま油 …… 大さじ2

【 作り方 】

1　ボウルにAを入れて混ぜる。
2　1にスライサーできゅうりを千切りしながら入れる。残りの材料もすべて入れる。
3　全体を混ぜ合わせて器に盛る。

memo
・乾燥ひじきの場合は、水で戻した後にゆで、冷ましてから混ぜましょう。

定番のおひたしをアレンジ！
ほうれん草の洋風おひたし

保存 冷蔵で3日

Point ほうれん草はゆでずにレンチン2分でもOK！

【材料】2人分
ほうれん草……1把
ハム……2枚
A ┌ コンソメスープの素……小さじ1/4
  │ 塩・こしょう……各少々
  └ オリーブオイル……小さじ1
粉チーズ……適宜

【作り方】
1 鍋に湯を沸かし、ほうれん草を茎から30秒ゆでた後、葉を沈めてさらに30秒ゆでる。冷水にとって冷まし、水気を絞って3cm幅に切る。ハムは細切りにする。
2 ボウルにほうれん草とハム、Aを加えて和える。
3 器に盛って、お好みで粉チーズをふる。

調理時間 5分　たんぱく質量 1人分 3.9g

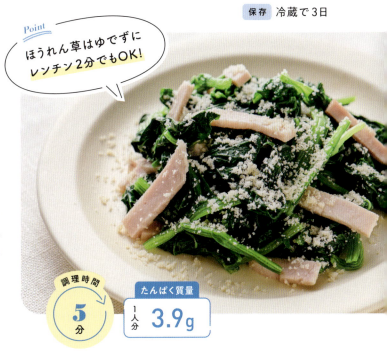

絶妙コンビのまろやかポテサラ
さつまいもサラダ

保存 冷蔵で3日

Point 甘じょっぱさがクセになる！

【材料】2人分
さつまいも……300g
ウインナー……3本
A ┌ マヨネーズ……大さじ3
  │ 塩……小さじ1/4
  └ こしょう……少々

【作り方】
1 ウインナーは縦に4等分した後、3mm幅に切る。さつまいもは1cmの輪切りにする。
2 鍋にさつまいもとさつまいもがかぶるくらいの水（分量外）を入れて7〜8分ゆでる。最後の1分でウインナーを加える。
3 2の湯をきってボウルに入れてAを加え、フォークの背などでさつまいもをつぶしながら混ぜる。
4 粗熱が取れたら器に盛る。

調理時間 10分　たんぱく質量 1人分 4.8g

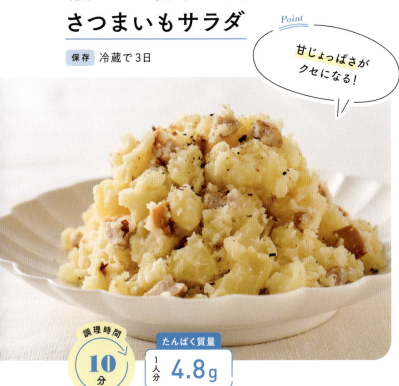

さっぱりヘルシー新感覚
切り干し大根マリネ

保存 冷蔵で2日

【材料】2人分

切り干し大根 …… 30g
ツナ缶 …… 1缶 (70g)
にんじん …… 1/3本
水菜 …… 1株
塩 …… ふたつまみ
A ┌ 砂糖 …… 小さじ2
　├ 酢 …… 大さじ2
　├ 塩 …… 小さじ1
　├ ごま油 …… 小さじ1
　└ いり白ごま …… 大さじ1

【作り方】

1 切り干し大根は水で戻し、水気を絞る。にんじんは千切りにし、塩をもみ込んで5分おいて水気を絞る。
2 水菜はざく切りにする。
3 ボウルに1とAを入れて混ぜ、缶汁をきったツナと水菜を加えて和える。
4 器に盛る。

Point
冷蔵庫で1時間ほど寝かせると味がなじんで◎♪

調理時間 10分
たんぱく質量 1人分 6.6g

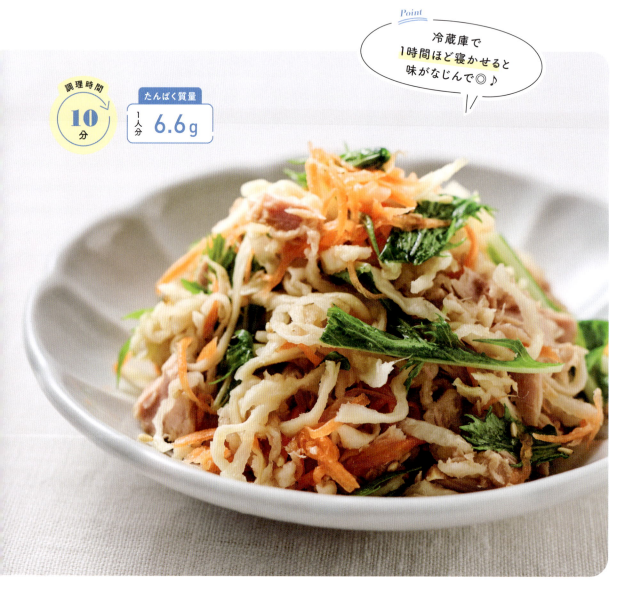

ピーラーがあればすぐできる！
ひらひらホタテ

Point　ホタテは鉄分や亜鉛が豊富。しかも高たんぱくで低カロリー！

保存　冷蔵で3日

【材料】2人分

大根 …… 200g
ホタテ水煮缶 …… 1缶 (65g)
塩 …… 小さじ1/2
A ┌ しょうゆ …… 小さじ1
　│ マヨネーズ …… 大さじ2
　└ かつお節 …… 小1袋 (2g)

【作り方】

1　大根はピーラーで薄くスライスして塩をもみ込み、10分おいて水気を絞る。ホタテは軽く缶汁をきる。
2　1とAを混ぜ合わせ、器に盛る。

調理時間 15分　たんぱく質量 1人分 6.2g

汁ごとうまい
ツナ大根

保存　冷蔵で4日

【材料】2人分

大根 …… 1/4本
ツナ缶 …… 1缶 (70g)
A ┌ 砂糖 …… 大さじ1
　│ みりん …… 大さじ1
　│ しょうゆ …… 大さじ1と1/2
　└ 水 …… 200ml
青ねぎ（小口切り）…… 適宜

【作り方】

1　大根は5mm厚さのいちょう切りにする。
2　鍋にすべての材料を入れて火にかけ、沸騰したらふたをずらして大根に火が通るまで弱めの中火で煮込む。
3　器に盛り、お好みで青ねぎをかける。

Point　少し冷ますと味が染みてよりおいしい。

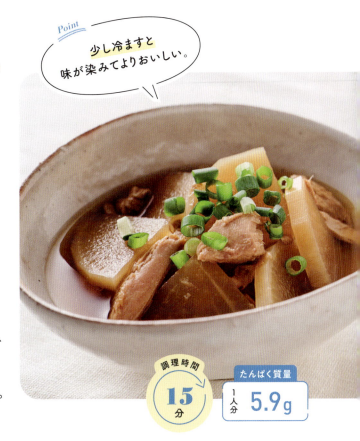

調理時間 15分　たんぱく質量 1人分 5.9g

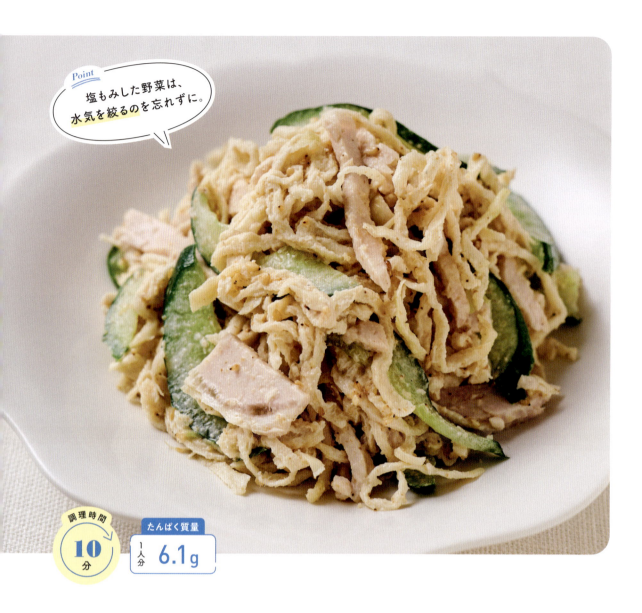

Point 塩もみした野菜は、水気を絞るのを忘れずに。

調理時間 10分　たんぱく質量 1人分 6.1g

やみつき食感
無限ポリポリ

保存　冷蔵で2日

【材料】2人分

切り干し大根 …… 30g
きゅうり …… 1本
ハム …… 3枚
塩 …… 小さじ1/2
A ┌ 酢 …… 小さじ1/2
　├ しょうゆ …… 小さじ1
　├ マヨネーズ …… 大さじ3
　└ すり白ごま …… 大さじ2

【作り方】

1 切り干し大根は水で戻し、水気を絞って食べやすい長さに切る。
2 きゅうりは縦半分に切った後ななめ薄切りにして、塩をもみ込み5分おく。ハムは細切りにする。
3 水気を絞ったきゅうりとハム、1、Aをボウルに入れてよく和え、器に盛る。

アレンジ！
切り干し大根の代わりに、キャベツや白菜、大根などで作ってもOK。その際、野菜は塩もみして水気を絞ること。また、ハムの代わりに、ささみやツナ、カニカマでもおいしくできます。

食欲倍増！おつまみにも◎
うま塩だれ鶏キャベツ

保存　冷蔵で3日

Point
キャベツは少し太めに切ると食感がよくなって、食べ応えもUP！

【材料】2人分

キャベツ……1/6個
鶏ささみ……1本
塩……小さじ1/3
鶏がらスープの素……小さじ1
塩……ふたつまみ
ごま油……小さじ1
すり白ごま……小さじ2
粗びき黒こしょう……適宜

【作り方】

1. キャベツは太めの千切りにして塩をもみ込み、10分おいて水気を絞る。ささみはゆでてほぐす（p11参照）。
2. すべての材料を混ぜ合わせて器に盛り、お好みで粗びき黒こしょうをふる。

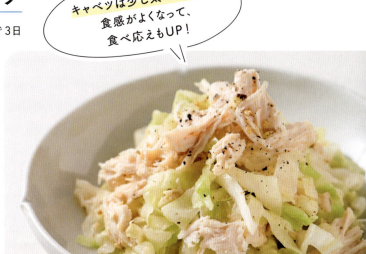

調理時間 10分
たんぱく質量 1人分 6.2g

音までおいしい
カリカリサラダ

保存　冷蔵で当日中

Point
油揚げとじゃこがレタスのみずみずしさを引き出すサラダ。

【材料】2人分

レタス……4～5枚
油揚げ……1枚
ちりめんじゃこ……20g
ごま油……大さじ1/2
ぽん酢……大さじ1
いり白ごま……適宜
刻みのり……適宜

【作り方】

1. レタスは太めの千切りにして器に盛る。油揚げは縦半分に切った後、5mm幅に切る。
2. フライパンで油揚げをカリッとするまで焼いて取り出し、レタスの上に盛る。
3. 同じフライパンにごま油を熱し、ちりめんじゃこを焦がさないようにカリッと炒める。色づいてきたら火を止め、2に油ごとかける。
4. ぽん酢をかけ、お好みでごまをふり、刻みのりをのせる。

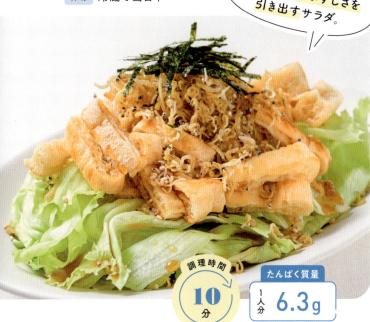

調理時間 10分
たんぱく質量 1人分 6.3g

63

さっぱりうまい!
無限トマト

保存 冷蔵で当日中

【 材料 】2人分

トマト…1個
きゅうり…1本
ツナ缶…1缶(70g)
大葉…5枚
塩…ひとつまみ
A ┌ 砂糖…大さじ1/2
  │ 酢…大さじ1
  │ しょうゆ…大さじ1
  │ ごま油…大さじ1
  └ すり白ごま…大さじ1

【 作り方 】

1 きゅうりは縦半分に切った後、ななめ薄切りにして塩をもみ込み、5分おく。大葉は千切り、トマトは乱切りにする。
2 ボウルにAを混ぜ、水気を絞ったきゅうりと缶汁をきったツナ、トマトを加えて和える。
3 器に盛り、大葉をのせる。

memo
・きゅうりの種をスプーンで取っておくと、後から水分が出にくくて味がボケにくいです。

調理時間 10分
たんぱく質量 1人分 6.6g

Point
赤と緑は色彩のゴールデンコンビ。彩り豊かで目にもおいしい。

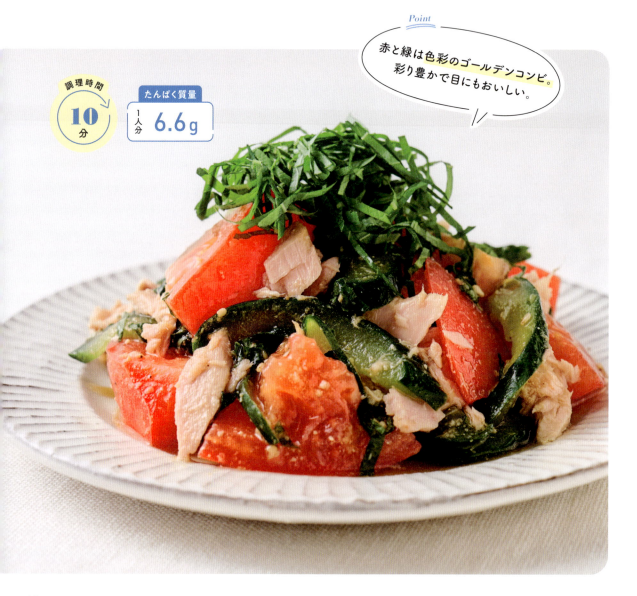

冷やして食べたい
トマタマリネ

保存 冷蔵で3日

Point 新玉ねぎを使う場合は、水にさらさなくてもOK。

【材料】2人分
- ミニトマト …… 12個
- 玉ねぎ …… 1/2個
- A
  - オリーブオイル …… 大さじ2
  - 酢 …… 大さじ2
  - 塩 …… 小さじ1弱
  - こしょう …… 少々
- パセリ（みじん切り）…… 適宜

【作り方】
1. ミニトマトは半分に切る。玉ねぎはみじん切りにして、1〜2分水にさらして水気をきる。
2. ボウルにAを入れ、1を加えて混ぜ合わせる。
3. 器に盛り、お好みでパセリをふる。

memo
・Aのマリネ液が余ったらツナや塩もみきゅうりと合わせてもおいしい。

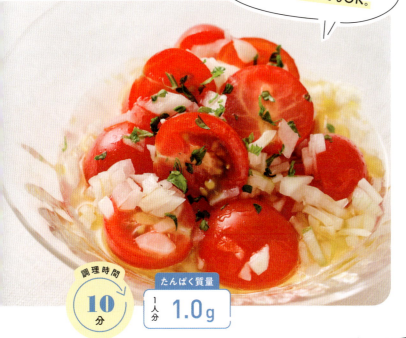

調理時間 10分　たんぱく質量 1人分 1.0g

ひと口でやみつき！
トマチー塩昆布和え

保存 冷蔵で2日

Point トマトとチーズを同じ大きさにカットすると食べやすい。

【材料】2人分
- トマト …… 1個
- ベビーチーズ …… 3個
- 塩昆布 …… 5g
- めんつゆ（2倍濃縮）…… 小さじ1
- ごま油 …… 小さじ1
- いり白ごま …… 適宜

【作り方】
1. トマトとチーズを角切りにする。
2. ボウルにすべての材料を入れて混ぜ合わせる。
3. 器に盛り、お好みでごまをふる。

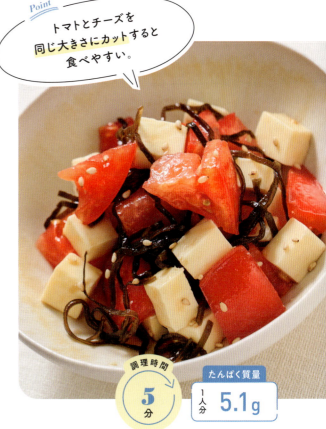

調理時間 5分　たんぱく質量 1人分 5.1g

65

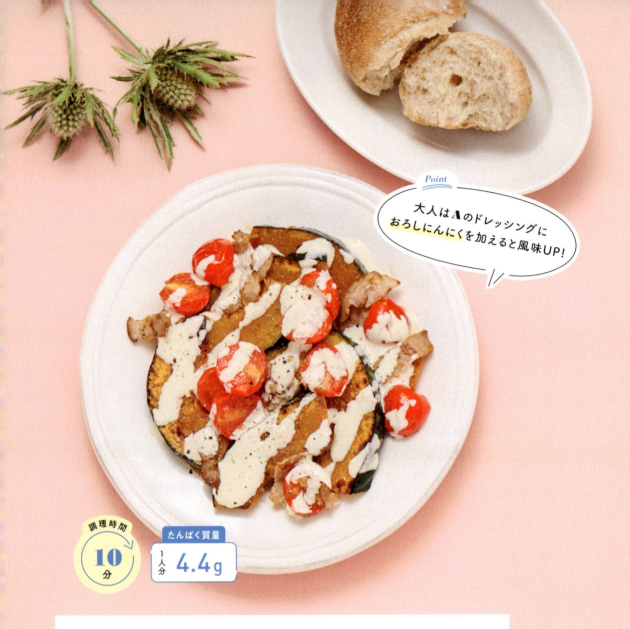

Point
大人はAのドレッシングに
おろしにんにくを加えると風味UP！

調理時間 **10**分
たんぱく質量 1人分 **4.4g**

かぼちゃとトマトの甘み爆発
焼きシーザー

保存 冷蔵で2日

【材料】2人分

かぼちゃ……150g
ミニトマト……8個
ハーフベーコン……2枚
A ┌ マヨネーズ……大さじ2
　├ 粉チーズ……大さじ1
　├ 牛乳……大さじ1
　└ レモン汁……小さじ1
オリーブオイル……小さじ1
粗びき黒こしょう……適宜

【作り方】

1　かぼちゃは薄切り、ミニトマトは半分に、ベーコンは1cm幅に切る。
2　フライパンにオリーブオイルを熱し、かぼちゃとミニトマトをこんがり焼いて器に盛る。
3　同じフライパンでベーコンをカリッとするまで炒め、**2**にのせる。
4　混ぜ合わせた**A**をかけ、お好みで黒こしょうをふる。

仕上げの味付けを変えて
2種のフライドかぼちゃ

保存 冷蔵で3日

【材料】2人分

かぼちゃ‥‥1/4個
片栗粉‥‥大さじ2
塩・こしょう‥‥各少々
A[砂糖‥‥小さじ2
　 しょうゆ‥‥小さじ2
　 水‥‥小さじ2
　 いり白ごま‥‥適宜]
サラダ油‥‥大さじ1～2

【作り方】

1 かぼちゃをスティック状に切り、ポリ袋に入れて片栗粉をまぶす。
2 フライパンに油を熱し、かぼちゃを全体がカリッとするまで揚げ焼きにする。
3 かぼちゃの半量に塩・こしょうをふって器に盛る。
4 フライパンの油を拭き取って**A**を入れ、かぼちゃの残り半量を軽く煮からめて器に盛る。

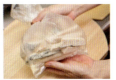

ポリ袋に空気を含ませてふりふりすると、片栗粉をまぶしやすい（工程1）

調理時間 15分
たんぱく質量 1人分 2.5g

Point
かぼちゃを太めに切るとホクホク、細めに切るとカリカリに。お好みで！

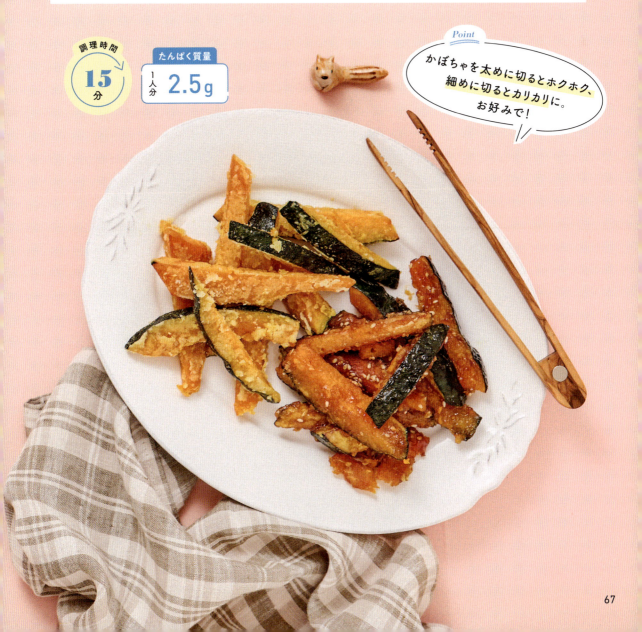

Point
たんぱく質とビタミンCがしっかりとれる。

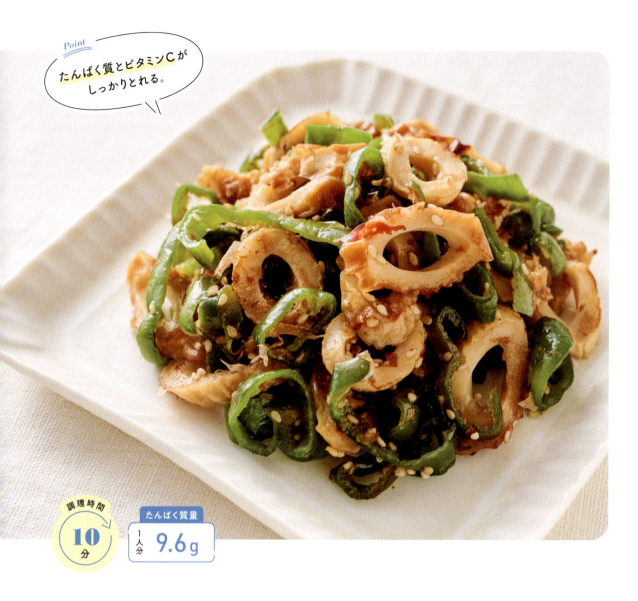

調理時間 10分
たんぱく質量 1人分 9.6g

あともう一品に！
ちくピーきんぴら

保存 冷蔵で3日

【材料】2人分

ピーマン ····4〜5個
ちくわ ····4本
A ┌ 砂糖 ···· 大さじ1/2
　└ しょうゆ ···· 大さじ1
ごま油 ···· 大さじ1/2
かつお節 ···· 小1袋（2g）
いり白ごま ···· 大さじ1

【作り方】

1 ピーマンは細切り、ちくわはななめ薄切りにする。
2 フライパンに油を熱し、ピーマンをしんなりするまで炒め、ちくわを加えてサッと炒め合わせる。
3 Aを加えて汁気が少なくなったら火を止める。
4 器に盛って、かつお節とごまをふる。

調味料を入れるときは弱火にすると焦げにくいよ

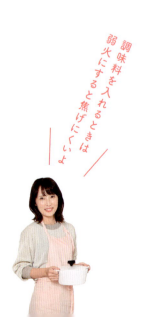

ピーマンだけで激ウマおかず
種ごとピーマン甘辛煮

保存 冷蔵で3日

【材料】2人分

- ピーマン……4〜5個
- A
  - 酒……大さじ1
  - みりん……大さじ1
  - しょうゆ……大さじ1
  - 和風だしの素……小さじ1
  - 水……50㎖
- ごま油……小さじ2
- かつお節……適宜

【作り方】

1. ピーマンはヘタをつけたまま縦に4等分する。
2. フライパンに油を熱し、ピーマンを両面焼く。焼き色がついてクタっとしてきたらAを加え、ふたをして弱火でさらに3分煮る。ふたを取って煮からめたら火を止める。
3. 器に盛り、お好みでかつお節をかける。

memo
・ピーマンは皮が焦げるくらい焼くのがおいしさのコツ。ヘタまでしっかり焼くと苦みが抑えられます。

調理時間 10分 / たんぱく質量 1人分 2.1g

Point
ピーマンのヘタや種は取らずに焼いて食べよう。

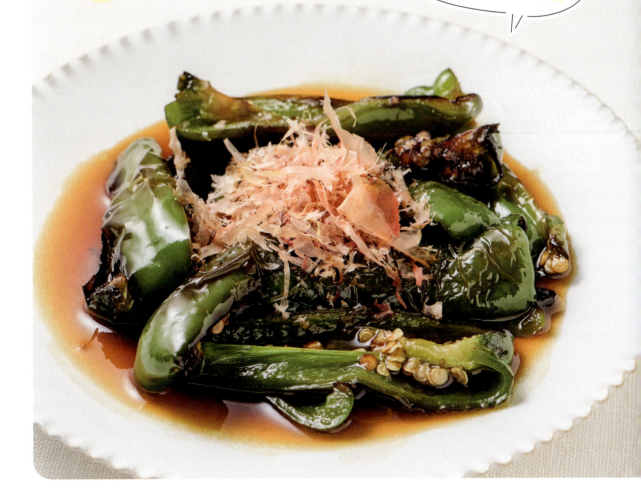

Point
赤・黄パプリカ、どちらもビタミンCたっぷり！

切って和えるだけ
おかかパプリカ

保存 冷蔵で2日

【材料】2人分

パプリカ…1個
※赤黄どちらでもOK

A ┌ めんつゆ（2倍濃縮）…小さじ1
  └ かつお節…小1袋（2g）

【作り方】
1 パプリカは縦に細切りにしてボウルに入れる。
2 Aを加えて和え、器に盛る。

調理時間 5分
たんぱく質量 1人分 1.1g

相性抜群！
オクラとちくわのチーズごま和え

保存 冷蔵で3日／冷凍で2週間

【材料】2人分

オクラ…1袋
ちくわ…2本
ベビーチーズ…2個

A ┌ しょうゆ…小さじ2
  │ すり白ごま…大さじ2
  └ かつお節…小1袋（2g）

【作り方】
1 オクラは1分半ゆでて冷水にとり、小口切りにする。ちくわは輪切り、チーズは角切りにする。
2 すべての材料を混ぜ合わせて、器に盛る。

Point
いんげんやブロッコリー、ほうれん草でも♪

調理時間 5分
たんぱく質量 1人分 9.5g

column
—3—

お気に入りの キッチンツール

日々のごはん作りを助けてくれる道具は、使い勝手がいいのはもちろん、おしゃれで気分があがるものや、ストレスなく使えて料理が少しでも楽しくなるものを取り入れています。

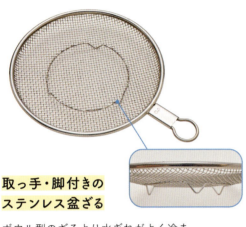

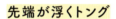

先端が浮くトング

調理中、気にせずポンとおいても先端が浮くので汚れない。先が細めで滑り止めもあるので食材をつかみやすい。

取っ手・脚付きの ステンレス盆ざる

ボウル型のざるより水ぎれがよく冷ましやすい。脚付きなので衛生的に食材をのせられるし、収納場所にも困らない。湯通しや油をきる時にも大活躍！

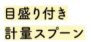

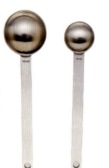

目盛り付き 計量スプーン

目盛りがついているので1/2量を正確に量れる。柄が長いので手が汚れにくいし、フライパンなどに直接入れるときも熱くない。

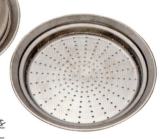

ドーム型蒸し器

付属の皿に肉や野菜をおき、水を入れたフライパンにのせて加熱するだけで蒸し料理が手軽にできる優れもの。まるごと洗えて手入れも簡単！

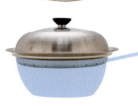

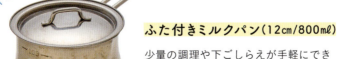

小さい

ふた付きミルクパン（12cm/800mℓ）

少量の調理や下ごしらえが手軽にできる。少し余った汁ものなどを再度火にかけるときにも便利。離乳食作りにもちょうどいいサイズ。

71

お弁当や作りおきにも◎

ごま味噌ブロツナ

保存 冷蔵で3日

【 材料 】2人分

ブロッコリー･･･1株
ツナ缶･･･1缶 (70g)
A ┌ 水･･･50ml
　├ 塩･･･ふたつまみ
　└ オリーブオイル･･･大さじ1
B ┌ 砂糖･･･小さじ2
　├ 味噌･･･小さじ1
　├ めんつゆ (2倍濃縮)･･･大さじ2
　└ すり白ごま･･･大さじ2

【 作り方 】

1 ブロッコリーは小房に分け、茎の固い部分は皮をむいてななめ薄切りにする。
2 フライパンに1とAを入れて火にかけ、沸々したらふたをする。3～4分蒸してふたを取り、ブロッコリーをひっくり返して水分を飛ばす。
3 ボウルにBを混ぜ、缶汁をきったツナと2を加えて和え、器に盛る。

調理時間 10分
たんぱく質量 1人分 9.1g

Point
ブロッコリーはゆでずに蒸して栄養丸ごといただきます。

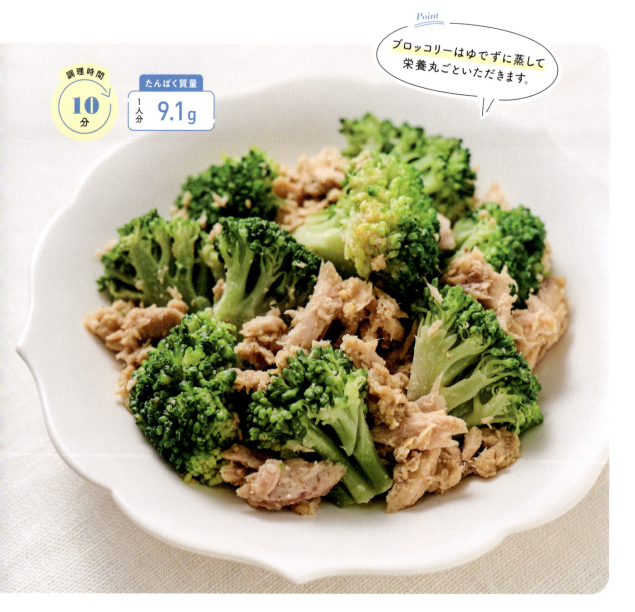

Point 冷やして食べてもおいしいです。

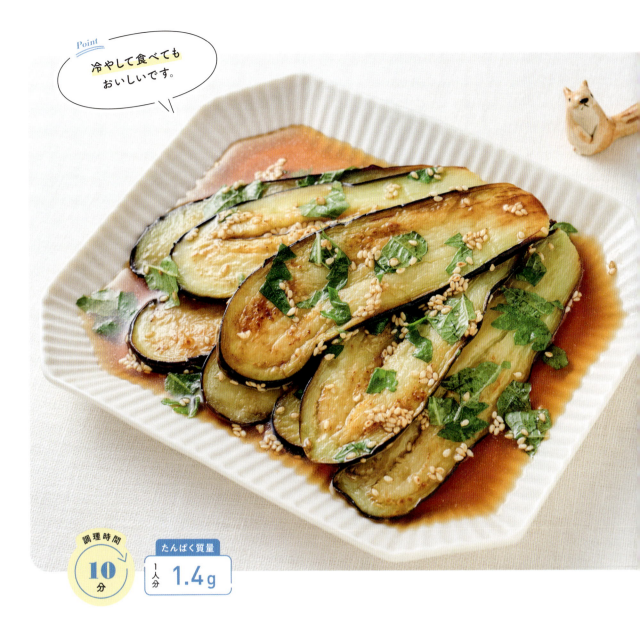

調理時間 10分　たんぱく質量 1人分 1.4g

絶品やみつき
焼きなす漬け

保存　冷蔵で3日

【材料】2人分

なす …… 2本
大葉 …… 5枚
A ┌ めんつゆ（2倍濃縮）…… 100mℓ
　│ 水 …… 50mℓ
　│ ごま油 …… 大さじ1/2
　└ いり白ごま …… 大さじ1
サラダ油 …… 大さじ3

【作り方】

1. フライパンに油を入れておく。なすを縦にスライスして、すぐに油をからめる。
2. 中火にかけ、なすの両面をこんがりと焼く。
3. ボウルにAを混ぜ、大葉をちぎって加える。
4. なすを3に入れ、少しおいて味をなじませ、器に盛る。

memo
・なすは油にからめた後に加熱すると、余分な油を吸いにくくなります。

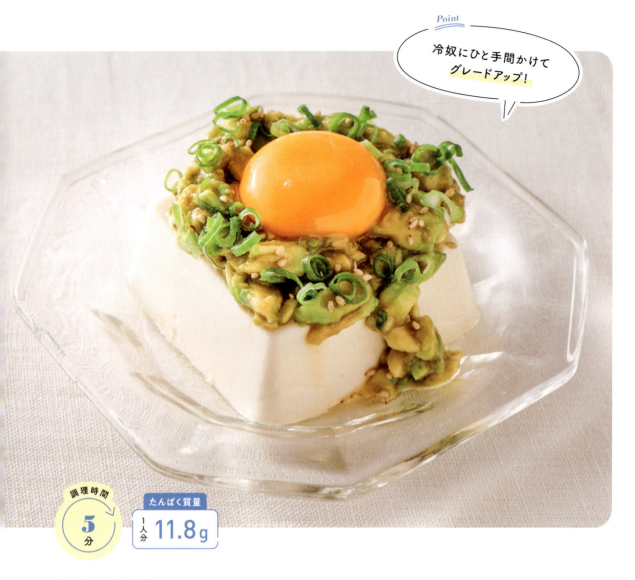

> Point
> 冷奴にひと手間かけてグレードアップ！

調理時間 **5分**

たんぱく質量 1人分 **11.8g**

まろやか新感覚
アボカドユッケ冷奴

保存 冷蔵で当日中

【 材料 】2人分

豆腐 …… 150g×2個
※絹ごしでも木綿でもOK！

アボカド …… 1個
卵黄 …… 2個

A
- しょうゆ …… 大さじ1
- ごま油 …… 大さじ1/2
- おろしにんにく …… 少々
  ※にんにくチューブでもOK

青ねぎ（小口切り）…… 適宜
いり白ごま …… 適宜

【 作り方 】

1 豆腐はキッチンペーパーで包んでおき、軽く水きりする。
2 アボカドを細かく刻み、つぶしながらAと混ぜる。
3 器に豆腐を盛り、2（1人分半量）と卵黄をのせ、お好みで青ねぎとごまをかける。

> **memo**
> ・アボカドの果肉は変色しやすいので、食べる直前に刻むこと。時間をおく場合は、レモン汁をかけておきましょう。

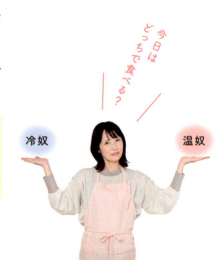

今日はどっちで食べる？
冷奴　温奴

ピリ辛とろ～り！クセになる
キムチーズ温奴

保存　冷蔵で当日中

【 材料 】2人分

豆腐 …… 150g×2個
※絹ごしでも木綿でもOK！
白菜キムチ …… 40g
ピザチーズ …… 30g
ごま油 …… 小さじ1
青ねぎ（小口切り）…… 適宜

【 作り方 】

1. 豆腐はキッチンペーパーで包んでおき、軽く水きりする。
2. 天板にアルミホイルを敷いて**1**をのせ、キムチとチーズを半量ずつのせる。
3. ごま油を回しかけ、180℃のトースターで5分焼く。お好みで青ねぎをのせる。

memo
・トースターで焼かずに、ラップなしで600Wの電子レンジで1分半～2分加熱してもOKです。

調理時間 10分
たんぱく質量 1人分 10.9g

Point
のせるだけで
すぐできる。

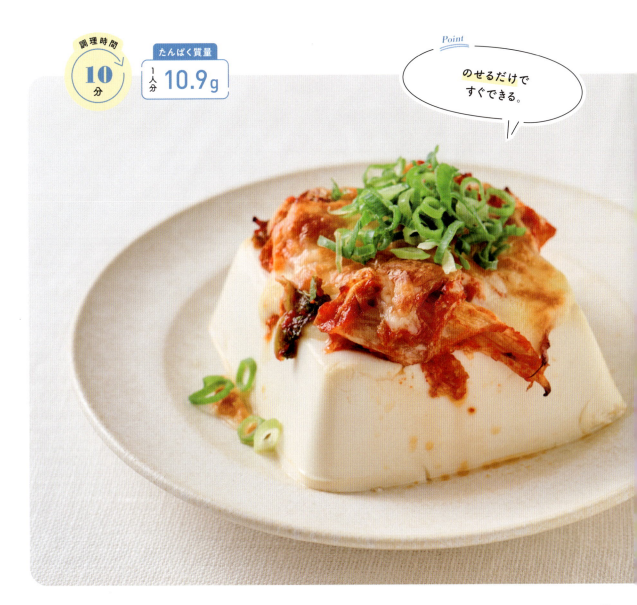

からだにも財布にもやさしい
こまたま

Point カルシウムや鉄分を含む小松菜と卵で栄養バッチリ！

保存　冷蔵で当日中（半熟卵の場合）
　　　冷蔵で2日（固ゆで卵の場合）

【材料】2人分

小松菜……3株
ゆで卵……2個
A ┌ 砂糖……小さじ1/2
　 │ しょうゆ……小さじ1
　 │ マヨネーズ……大さじ2
　 │ すり白ごま……大さじ2
　 └ かつお節……適量

【作り方】

1　小松菜は食べやすい長さに切って熱湯をかけ、冷水にとり水気を絞る。
2　ボウルにAと小松菜を入れて混ぜ、ゆで卵を加えてつぶしながら軽く和え、器に盛る。

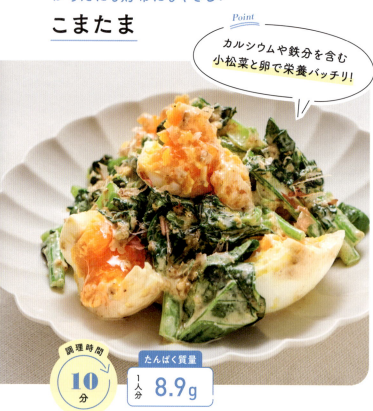

調理時間 10分　たんぱく質量 1人分 8.9g

お湯かけて・絞って・和えるだけ
小松ナムル

保存　冷蔵で2日

Point お湯はたっぷり用意して、小松菜の全体に回しかけよう。

【材料】2人分

小松菜……1袋（4〜5株）
乾燥わかめ……小さじ1
※生わかめ20gでもOK
釜揚げしらす……20g
塩……小さじ1/4
A ┌ 鶏がらスープの素……小さじ1/2
　 │ ごま油……小さじ2
　 │ いり白ごま……小さじ2
　 └ しょうゆ……小さじ1/2

【作り方】

1　小松菜を3cm幅に切り、塩をもみ込んで5分おく。
2　1をザルにのせて湯を回しかけ、粗熱が取れたら水気を絞る。
3　すべての材料を混ぜ合わせて器に盛る。

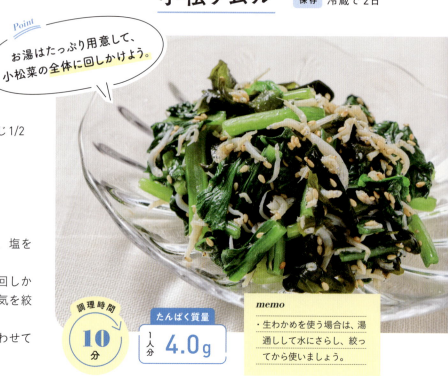

調理時間 10分　たんぱく質量 1人分 4.0g

memo
・生わかめを使う場合は、湯通しして水にさらし、絞ってから使いましょう。

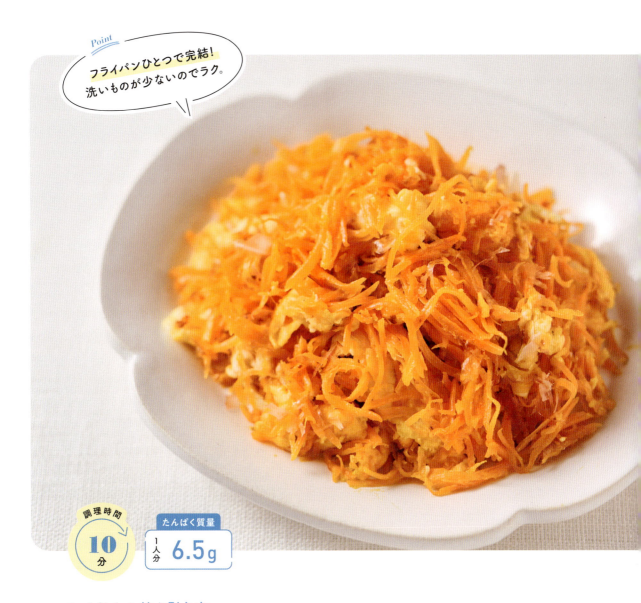

Point フライパンひとつで完結！洗いものが少ないのでラク。

調理時間 10分　たんぱく質量 1人分 6.5g

にんじんの甘さ引き立つ
塩しりしり

保存　冷蔵で当日中

【 材料 】2人分

にんじん …… 1本
卵 …… 2個
A ┌ 塩 …… 小さじ1/2
　└ かつお節 …… 小1袋 (2g)
ごま油 …… 大さじ2
　　　　　…… 大さじ1

【 作り方 】

1 スライサーを使ってにんじんを千切りにし、フライパンに直接入れる。
2 1にごま油大さじ2を回しかけ、3分ほどじっくり炒める。
3 にんじんを端に寄せ、空いたところにごま油大さじ1を加え、卵を割り入れて菜箸で崩す。卵が半熟になったらにんじんと混ぜ合わせる。
4 Aを加えて和え、器に盛る。

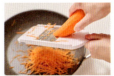

フライパンににんじんを直接投入（工程1）

memo
・卵にしっかり火を通しておくと、冷蔵で3日ほど保存できます。

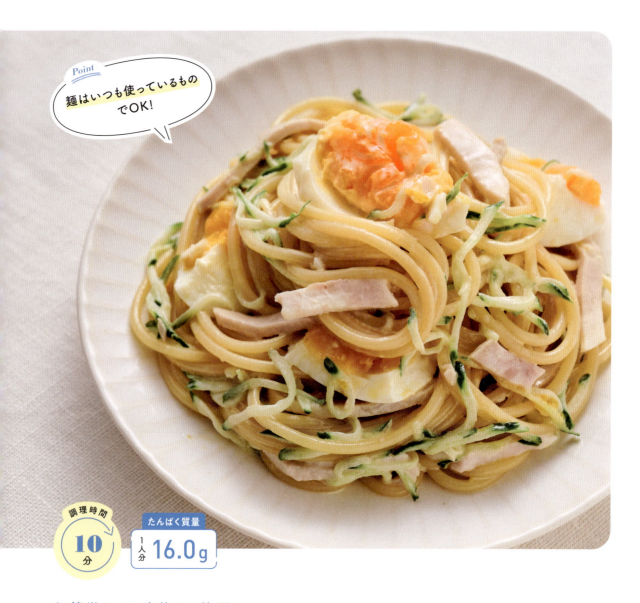

Point 麺はいつも使っているものでOK！

調理時間 10分 / たんぱく質量 1人分 16.0g

超簡単なのに家族ウケ抜群！
たまスパサラ

保存 冷蔵で当日中

【材料】2人分

- きゅうり…1/2本
- ハム…4枚
- ゆで卵…2個
- スパゲティ…100g
- オリーブオイル…大さじ1
- A
  - マヨネーズ…大さじ3
  - しょうゆ…大さじ1/2
  - 酢…大さじ1/2
  - 塩…適宜

【作り方】

1. きゅうりは千切り、ハムは細切りにする。
2. スパゲティはパッケージの表記通りにゆで、流水で冷まして水気をきり、オリーブオイルを和える。
3. ボウルに1と2、Aを入れ、卵を大きく割って加え、混ぜ合わせて器に盛る。

memo
・水気をきったスパゲティをすぐにオイルとからめると、パサつきやくっつきを防ぐことができます。

サッと作れてピリッとうまい！
ねぎハム

保存 冷蔵で当日中

【材料】2人分

ハム……4枚
長ねぎ……1本
ごま油……小さじ2
ぽん酢……小さじ2
ラー油またはごま油……適宜

【作り方】

1 ハムは5mm幅の細切り、長ねぎは縦半分に切った後、ななめ薄切りにする。ねぎの辛みが気になる場合は5分ほど水にさらす。
2 すべての材料をボウルに混ぜ、器に盛ってお好みでラー油またはごま油をかける。

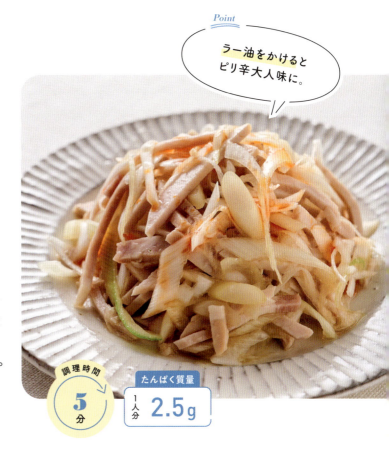

Point ラー油をかけるとピリ辛大人味に。

調理時間 5分　たんぱく質量 1人分 2.5g

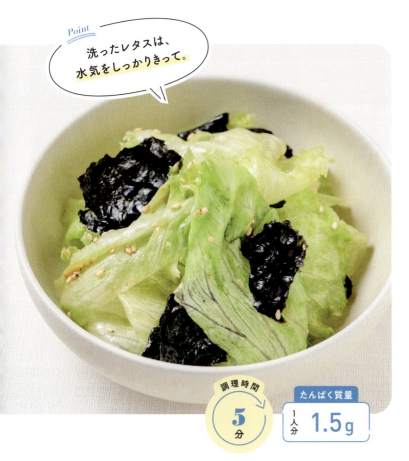

Point 洗ったレタスは、水気をしっかりきって。

ちぎるだけですぐ完成
やみつきレタス

保存 冷蔵で当日中

【材料】2人分

レタス……1/2個
焼きのり……1枚
A ┌ 砂糖……小さじ1/2
　├ しょうゆ……小さじ1/2
　├ 鶏がらスープの素……小さじ1
　├ ごま油……大さじ1
　├ おろしにんにく……小さじ1/2
　└ ※なくてもOK
いり白ごま……小さじ2

【作り方】

1 ボウルにAを混ぜ、レタスとのりをちぎり入れる。
2 ごまを加えて軽く和え、器に盛る。

調理時間 5分　たんぱく質量 1人分 1.5g

ストック食材で栄養満点の一皿に
サバ缶無限キャベツ

保存 冷蔵で3日

【材料】2人分

キャベツ…1/8個
サバ缶…1缶（200g）
鶏がらスープの素…小さじ1
ごま油…適宜

【作り方】

1. 鍋にキャベツを手でちぎり入れ、その上からサバを缶汁ごと入れて火にかける。
2. 鶏がらスープの素を加え、ふたをして5分煮る。
3. お好みでごま油を回しかけてサバをほぐし、器に盛る。

memo
・サバ缶は水煮でも味噌煮でもOKです。
・最後にごま油をかけると風味が格段によくなります。

調理時間 10分
たんぱく質量 1人分 18.1g

Point
骨ごと食べられるサバ缶でカルシウムを摂取！

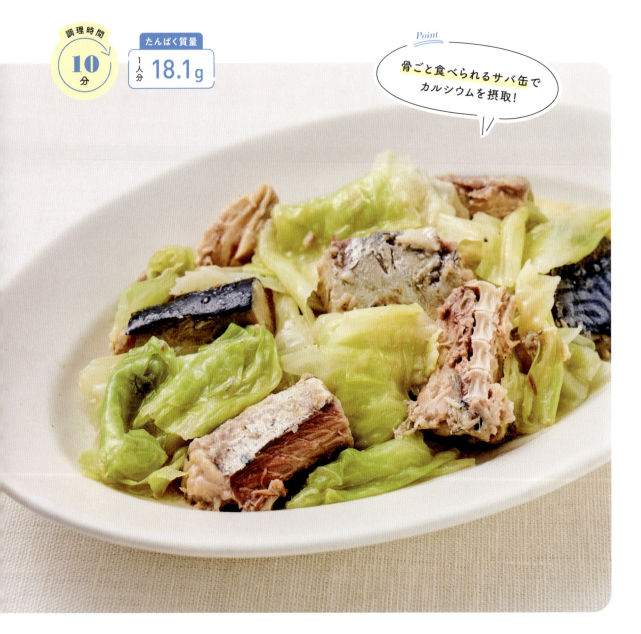

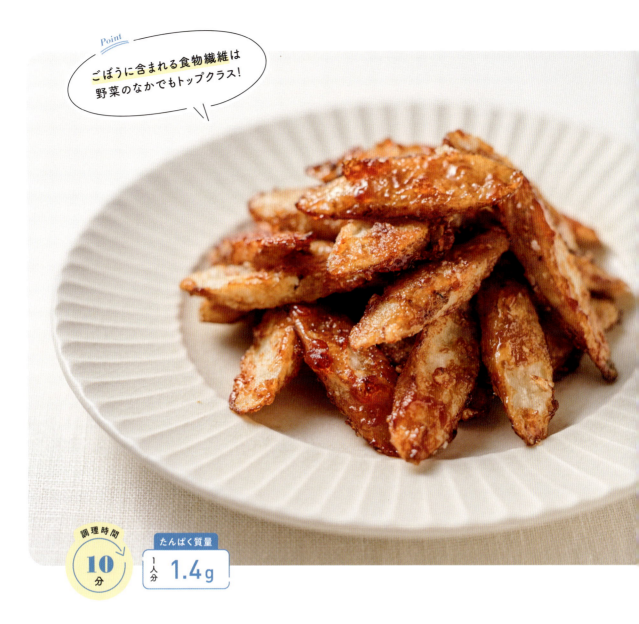

Point
ごぼうに含まれる食物繊維は野菜のなかでもトップクラス！

調理時間 10分
たんぱく質量 1人分 1.4g

食べはじめたら止まらない
甘辛無限ごぼう

保存 冷蔵で3日

【 材料 】2人分

ごぼう……1本
片栗粉……大さじ2
A［砂糖……小さじ1
　 酒……大さじ1
　 みりん……大さじ1
　 しょうゆ……大さじ1］
サラダ油……大さじ2

【 作り方 】

1. 包丁の背でごぼうの皮を軽くこそげ、5mm幅のななめ切りにして5分水にさらす。水気をきって片栗粉をまぶす。
2. 油を熱したフライパンで1を3分ほど揚げ焼きにする。
3. カリッとしたら火を弱め、フライパンに残った油をキッチンペーパーで拭き取る。
4. Aを加え、軽く煮からめて火を止め、器に盛る。

memo
・片栗粉はしっかりまぶしましょう。
・Aを入れる時に焦げやすいので、工程3からは弱火で調理しましょう。

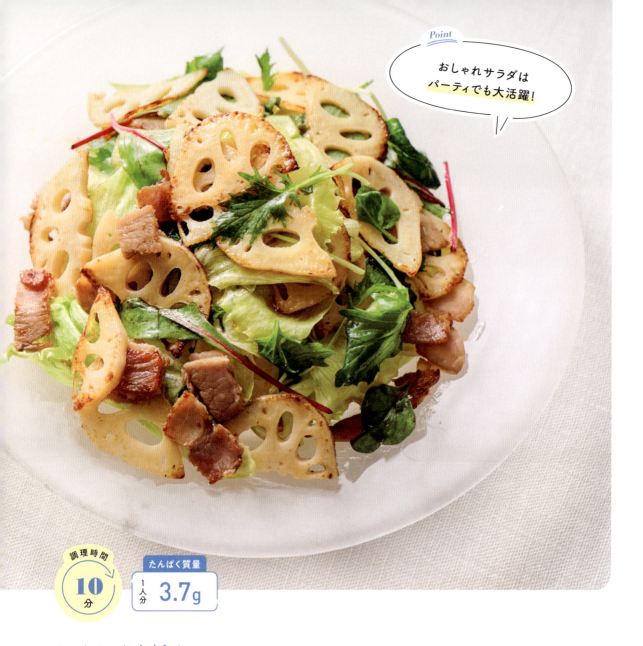

Point おしゃれサラダはパーティでも大活躍！

調理時間 10分 / たんぱく質量 1人分 3.7g

シャキシャキ止まらん
おしゃれんこん

保存 冷蔵で2日

【材料】2人分

れんこん … 120g
ハーフベーコン … 3～4枚
レタス … 5～6枚
ベビーリーフ … 20g
A ┌ 砂糖 … 小さじ1
　├ 酢 … 小さじ2
　├ しょうゆ … 小さじ2
　└ ごま油 … 小さじ2
オリーブオイル … 大さじ1/2

【作り方】

1 れんこんは薄い半月切りにし、5分ほど酢水（分量外）にさらした後、水気をキッチンペーパーで拭き取る。ベーコンは2cm幅に切る。
2 フライパンにオリーブオイルを熱し、1を焼き色がつくまで炒める。
3 ボウルにAを混ぜてレタスをちぎり入れ、ベビーリーフと2を加えて和え、器に盛る。

memo
・れんこんは酢水（水1カップ：酢小さじ1）にさらしてから焼くと、変色を防ぐことができます。

ごはんにもおつまみにも♪
れんこん大葉味噌

保存 冷蔵で3日

【材料】2人分
れんこん…200g
大葉…5枚
A [酒…小さじ1
　　しょうゆ…小さじ1
　　味噌…大さじ1
　　マヨネーズ…大さじ2]
ごま油…大さじ1

【作り方】
1. れんこんは薄い半月切りに、大葉は千切りにする。
2. フライパンにごま油を熱してれんこんを炒め、火が通ったらAを加えて炒め合わせる。
3. 器に盛り、大葉をのせる。

Point: マヨが入ってさらにコクうま。

調理時間 10分
たんぱく質量 1人分 2.8g

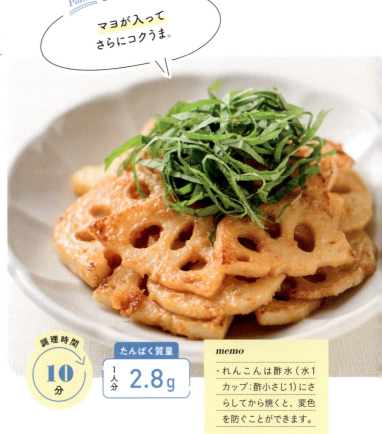

memo
・れんこんは酢水（水1カップ：酢小さじ1）にさらしてから焼くと、変色を防ぐことができます。

香り良し・味良し・食感良し
のり塩れんこん&長いも

保存 冷蔵で当日中

【材料】2人分
れんこん…100g
長いも…100g
片栗粉…大さじ2
A [塩…ふたつまみ
　　青のり…大さじ1]
サラダ油…大さじ2

【作り方】
1. れんこんは半月切りに、長いもは拍子木切りにして片栗粉をまぶす。
2. フライパンに油を熱して1を揚げ焼きにする。
3. 油をきってAをまぶし、器に盛る。

Point: のり塩がアクセント！おやつにもぴったり。

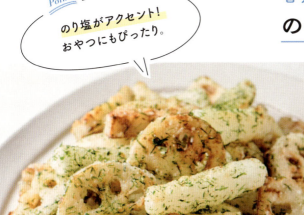

調理時間 10分
たんぱく質量 1人分 1.7g

トースターにおまかせで完成
ツナマヨチーたけ

保存 冷蔵で当日中

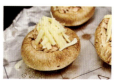

肉厚で丸みのあるしいたけがトッピングしやすい（工程3）

【材料】2人分

- しいたけ …… 4個
- ツナ缶 …… 1缶（70g）
- A ┌ しょうゆ …… 大さじ1/2
　　└ マヨネーズ …… 大さじ1/2
- ピザチーズ …… 10g
- パン粉 …… 大さじ1/2

【作り方】

1. しいたけを軸とかさに切り分け、軸をみじん切りにする。
2. しいたけの軸をボウルに入れ、缶汁を軽くきったツナとAを加えて混ぜる。
3. トースターの天板にしいたけのかさを逆さにして並べ、ひだの上に2をのせる。その上にピザチーズをのせてパン粉をふりかける。
4. 200℃で8分ほど焼いて、器に盛る。

memo
- 焼き時間はお使いのトースターによって調整してください。
- 焦げそうなときは、途中でアルミホイルをかぶせましょう。

調理時間 15分 ／ たんぱく質量 1人分 6.8g

Point 栄養も食べ応えも満点！

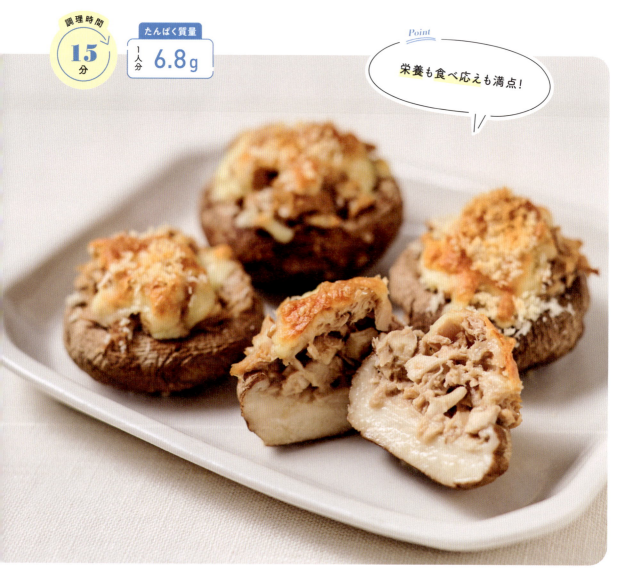

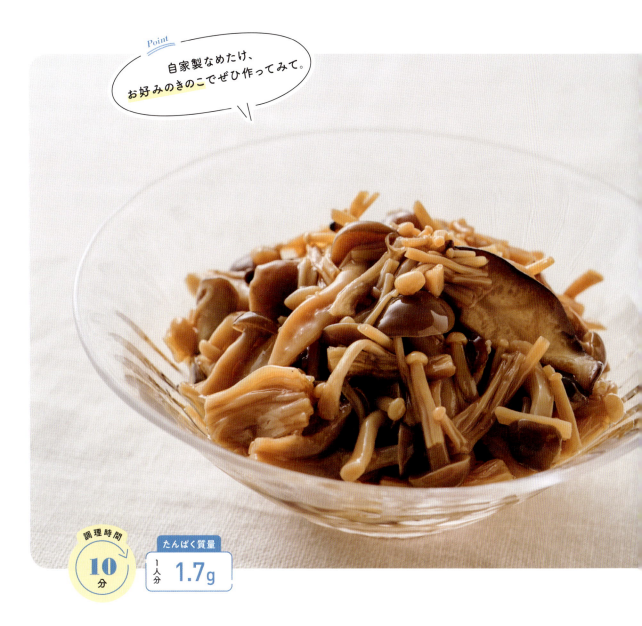

Point
自家製なめたけ、お好みのきのこでぜひ作ってみて。

調理時間 10分　たんぱく質量 1人分 1.7g

常備菜に絶対おすすめ
なめたけミックス

保存　冷蔵で4日

【 材料 】2人分

えのきたけ…50g
しめじ…50g
しいたけ…2個
A ┌ 砂糖…大さじ1/2
　│ 酒…大さじ1
　│ みりん…大さじ1
　└ しょうゆ…大さじ1
酢…大さじ1/2

【 作り方 】

1. えのきたけは長さを3等分に切り、しめじは小房に分け、しいたけは軸を切って薄切りにする。
2. フライパンに1とAを入れて混ぜ、ふたをして弱めの中火で5分加熱する。
3. きのこがしんなりしてきたら、ふたを取ってよく混ぜる。汁気がなくなってきたら酢を入れる。
4. ひと煮立ちさせたら火を止め、器に盛る。

column -4-

多めに作って別の料理にリメイク！

余ったおかずは、次の日にひと手間だけ加えて別のメニューにリメイクすることがあります。次のごはん作りがラクになるので、余るようにあえて多めに作ることも多いです！ここでは、p97の「ワンパングラタン」をスコップコロッケに仕立てる方法をご紹介します。

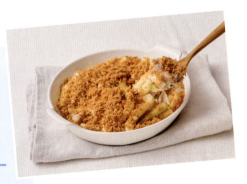

リメイクバージョン
スコップコロッケの作り方

Step-1
パン粉を炒める

オリーブオイルを熱したフライパンにパン粉を入れ、弱めの中火で3～5分炒める。全体がきつね色になったらOK。

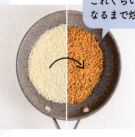

これくらいの色になるまで炒める

> 最初にオリーブオイルで炒めておくとサクサクになるので、具材にかけるだけでOK！

Step-2
残ったグラタンを温める

グラタンを温めて器に盛る。

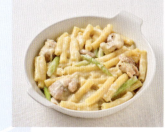

> コロッケの中身は、いもやかぼちゃなどホクホクしたおかずがよく合います。
>
> たとえば、この本にある以下のおかずがスコップコロッケにリメイクできます。
> ・p18「豚とろ煮」
> ・p21「ねぎ塩肉じゃが」
> ・p59「さつまいもサラダ」
> ・p66「焼きシーザー」
> ・p67「2種のフライドかぼちゃ」

Step-3
パン粉をかける

炒めたパン粉をかけて完成！

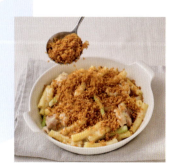

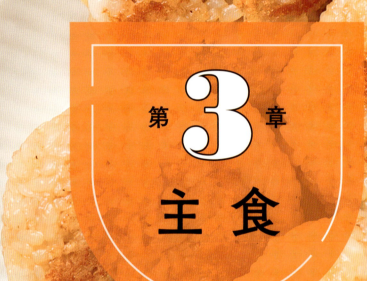

第3章 主食

忙しくて時間のない時やちょっと節約したい時などは、
手早くできる丼ものやパスタなど主食メインのレシピが助かります。
だけど、ついつい同じものばかりになっちゃいませんか？
そこで、思わず作りたくなるような主食20レシピをご紹介！
炭水化物が多くなりがちなので、たっぷりの野菜と一緒にどうぞ。

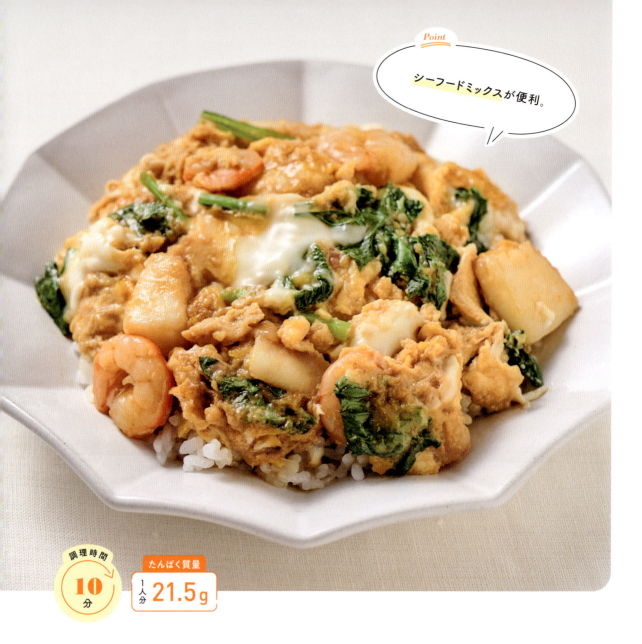

Point シーフードミックスが便利。

調理時間 10分　たんぱく質量 1人分 21.5g

思わずかきこむ
お手軽海鮮卵とじ丼

保存　冷蔵で2日（具材のみ）

【材料】2人分

- シーフードミックス‥‥120g
- 小松菜‥‥1株
- 卵‥‥3個
- A
  - 砂糖‥‥大さじ1
  - みりん‥‥大さじ2
  - しょうゆ‥‥大さじ2
  - 和風だしの素‥‥小さじ1
  - 水‥‥50㎖
- ごはん‥‥茶碗2杯分

【作り方】

1. フライパンにAを入れて混ぜ、火にかける。沸々したら小松菜をキッチンバサミで食べやすい長さに切り入れ、シーフードミックスを加える。
2. 具材に火が通ったら、卵を溶きほぐして回し入れる。煮立ってきたら、ふたをして弱火で2分煮る。
3. 器にごはんを盛り、2をのせる。

ワンパンで完結！
鶏そぼろビビンバ

保存 冷蔵で2日（具材のみ）

【材料】2人分

- 鶏ひき肉 …… 150g
- にんじん …… 1/2本
- 小松菜 …… 3株
- もやし …… 1/2袋
- A
  - 砂糖 …… 大さじ1
  - 酢 …… 大さじ1
  - しょうゆ …… 大さじ2
  - ごま油 …… 大さじ1/2
  - 豆板醤 …… 適宜（大さじ1/2程度）
- おろしにんにく …… 1/2かけ分
  - ※にんにくチューブの場合は3cm
- ごま油 …… 大さじ1/2
- 卵 …… 2個
- ごはん …… 茶碗1杯分

【作り方】

1. にんじんは千切り、小松菜は3cm幅に切る。
2. フライパンにごま油とにんにくを入れて熱し、鶏肉とにんじんを炒める。肉の色が変わってにんじんがしんなりしてきたら、小松菜ともやしを加える。
3. 全体に火が通ったら火を止め、**A**を加えて混ぜる。再び火をつけ、沸々したら卵を落とし、ふたをして半熟になるまで蒸す。
4. ごはんを器に盛って**3**をのせる。

memo
・工程**3**で子どもの分を取り分けた後に**A**の豆板醤を入れると、ピリ辛の大人用・辛くない子ども用の味付けができます。

調理時間 **10**分

たんぱく質量 1人分 **22.5g**

Point 卵を落としてさらにたんぱく質増し増し！

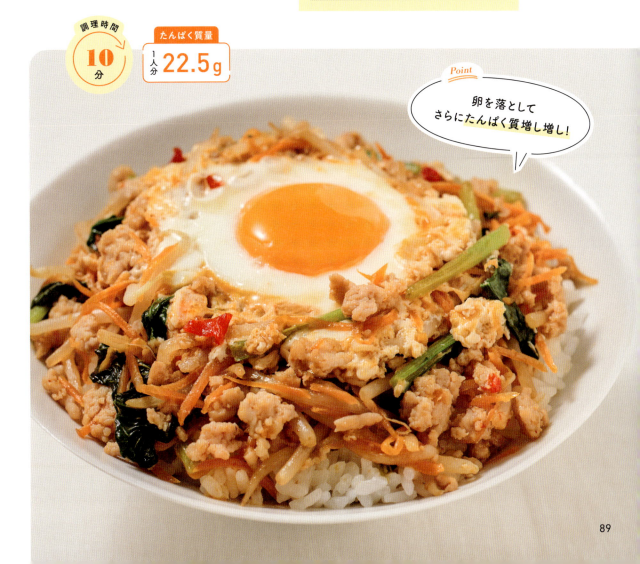

ふっくら美味！やさしい味わい
タラの炊き込みごはん

保存 冷蔵で2日 冷凍で2週間

【材料】3～4人分

- タラ（切り身）…2切れ
- 米…2合
- にんじん…1/3本
- しめじ…50g
- A
  - 和風だしの素…小さじ1
  - 酒…大さじ1
  - みりん…大さじ1
  - しょうゆ…大さじ2
- 青ねぎ（小口切り）…適宜

【作り方】

1. 米を研いで炊飯釜に入れる。Aの調味料を加えて、水（分量外）を2合の目盛りまで注ぎよく混ぜる。
2. にんじんをピーラーでそぎながら1に入れ、しめじとタラをのせて炊飯する。
3. 炊き上がったらタラの骨を取り、ほぐしながら混ぜる。
4. 器に盛り、お好みで青ねぎを散らす。

調理時間 10分 ※炊飯時間を除く

たんぱく質量 1人分 9.6g

Point おにぎりにしてもGood！

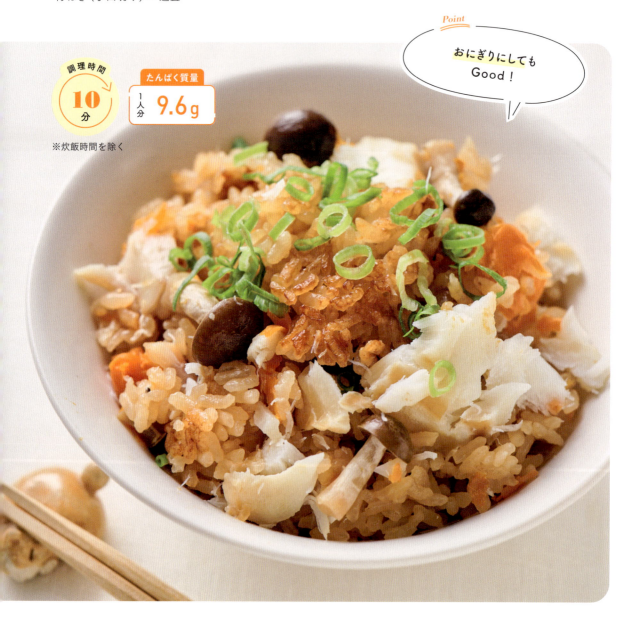

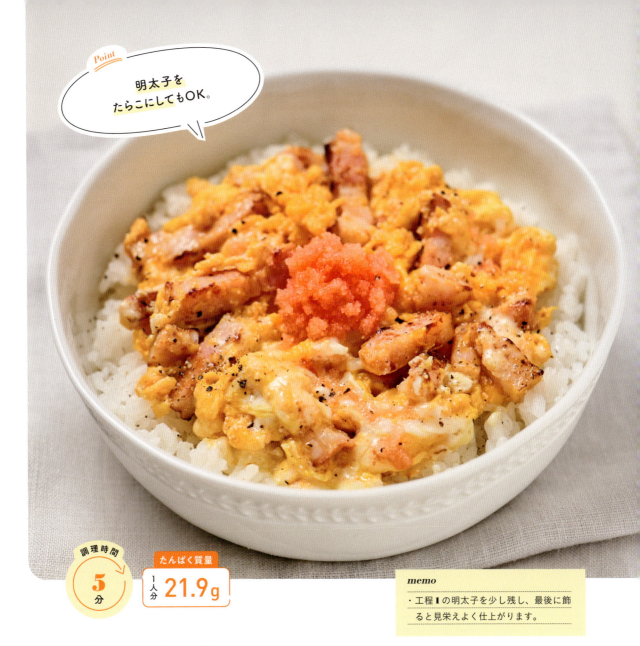

Point 明太子をたらこにしてもOK。

調理時間 5分　たんぱく質量 1人分 21.9g

memo
・工程1の明太子を少し残し、最後に飾ると見栄えよく仕上がります。

正直、パスタよりも手軽でおいしい
和風めんたいカルボ丼

保存　冷蔵で当日中（具材のみ）

【材料】2人分

卵 …… 2個
明太子 …… 30g
スライスチーズ …… 2枚
ブロックベーコン …… 80g
めんつゆ（2倍濃縮）…… 小さじ2
オリーブオイル …… 小さじ1
ごはん …… 茶碗2杯分
粗びき黒こしょう …… 適宜

【作り方】

1. ボウルに卵を溶いてスライスチーズをちぎり入れ、薄皮を外した明太子を加えて軽く混ぜる。ベーコンは1cm角の棒状に切る。
2. フライパンにオリーブオイルを熱し、ベーコンをカリッとするまで炒める。火を弱めて1の卵液を流し入れ、かき混ぜて半熟になったところで火を止める。
3. ごはんを器に盛り、2をのせてめんつゆをかける。お好みで粗びき黒こしょうをふる。

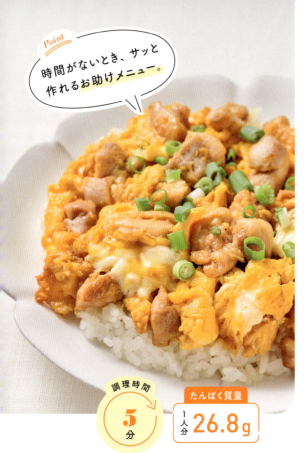

Point 時間がないとき、サッとつくれるお助けメニュー。

調理時間 5分　たんぱく質量 1人分 26.8g

たんぱく丼を召し上がれ
てりたま丼

保存　冷蔵で2日（具材のみ）

【材料】2人分

鶏ももこま切れ肉 …… 200g
卵 …… 2個
A ┌ 砂糖 …… 大さじ1
　├ みりん …… 大さじ2
　└ しょうゆ …… 大さじ2
ごま油 …… 大さじ1
ごはん …… 茶碗2杯分
青ねぎ（小口切り）…… 適宜

【作り方】

1　卵を溶きほぐす。
2　フライパンにごま油を熱し、鶏肉を炒める。火が通ったら端に寄せて、空いたところに1を流し入れる。大きく混ぜ、Aを加えて少し煮詰める。
3　器に盛ったごはんに2をのせ、お好みで青ねぎを散らす。

お財布ピンチの日に！
節約かば焼き丼

保存　冷蔵で2日（具材のみ）

【材料】2人分

ちくわ …… 4〜5本
キャベツ …… 100g
A ┌ 砂糖 …… 大さじ1/2
　├ 酒 …… 大さじ1
　├ みりん …… 大さじ1と1/2
　└ しょうゆ …… 大さじ1と1/2
片栗粉 …… 大さじ1/2
サラダ油 …… 大さじ1/2
ごはん …… 茶碗2杯分
いり白ごま …… 適宜
大葉 …… 適宜

【作り方】

1　ちくわは縦半分にして2〜3cm幅に切り、片栗粉をまぶす。キャベツは太めの千切りにする。
2　フライパンに油を熱してちくわを炒め、こんがりしてきたらキャベツを加えて炒め合わせる。弱火にしてAを加え、煮からめる。
3　器に盛ったごはんに2をのせ、お好みでごまをふり、千切りした大葉をのせる。

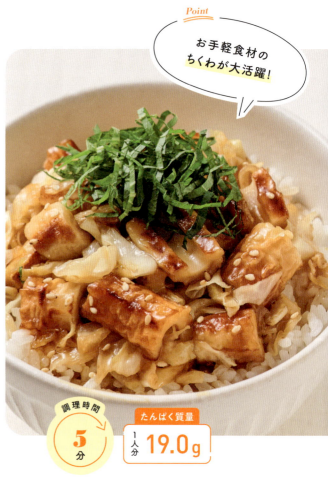

Point お手軽食材のちくわが大活躍！

調理時間 5分　たんぱく質量 1人分 19.0g

92

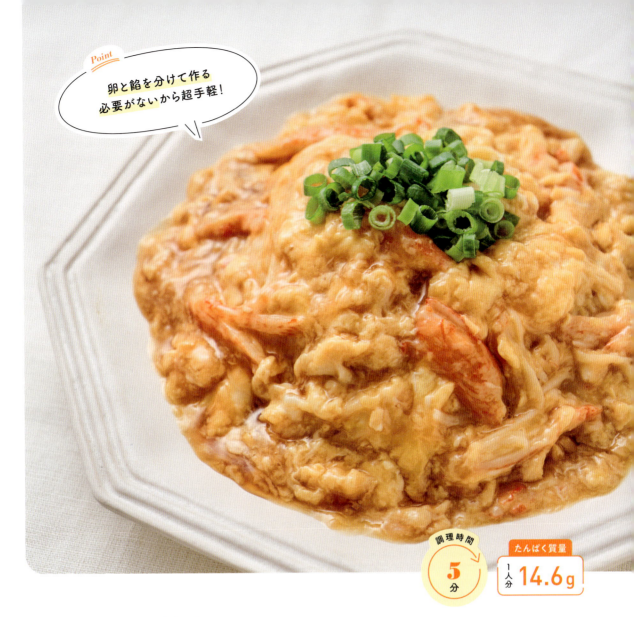

Point: 卵と餡を分けて作る必要がないから超手軽！

調理時間 5分　たんぱく質量 1人分 14.6g

すぐできるのに本格的
とろとろ天津飯

保存　冷蔵で当日中（具材のみ）

【材料】2人分

卵 …… 3個
カニカマ …… 4本
マヨネーズ …… 大さじ1
A ┌ 砂糖 …… 小さじ1
　├ 酢 …… 小さじ1
　├ 鶏がらスープの素 …… 小さじ1
　├ しょうゆ …… 大さじ1と1/2
　├ 片栗粉 …… 大さじ1
　└ 水 …… 200㎖
ごはん …… 茶碗2杯分
青ねぎ（小口切り）…… 適宜

【作り方】

1 ボウルに卵を溶き、ほぐしたカニカマとマヨネーズを入れて混ぜる。
2 フライパンにAを入れてよく混ぜ、弱めの中火にかけて常に混ぜながら加熱する。
3 とろみがついて沸々としたら、1を流し入れて軽く混ぜる。1〜2分ぐつぐつさせ、底から数回混ぜる。
4 器にごはんを盛って3をかけ、お好みで青ねぎをのせる。

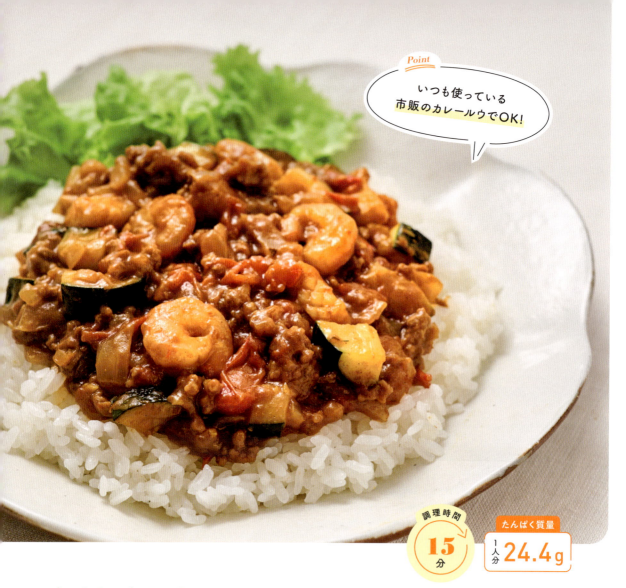

Point
いつも使っている
市販のカレールウでOK!

調理時間 **15**分 ／ たんぱく質量 1人分 **24.4g**

肉と魚介で奥深い味わいに
和風シーフードキーマカレー

保存 冷蔵で3日（具材のみ）

【材料】2人分

- 合いびき肉 …… 100g
- シーフードミックス …… 150g
- 玉ねぎ …… 1/2個
- トマト …… 1個
- ズッキーニ …… 1本
  ※なすでもOK
- にんにく …… 1かけ
- 酒 …… 大さじ1
- A
  - 和風だしの素 …… 小さじ1
  - しょうゆ …… 大さじ1/2
  - 水 …… 50ml
- カレールウ …… 1/4箱（50g）
- オリーブオイル …… 大さじ1/2
- ごはん …… 茶碗2杯分
- 付け合わせ野菜 …… 適宜

【作り方】

1. 野菜はすべて小さめの角切り、にんにくはみじん切りにする。
2. オリーブオイルを熱した鍋で合いびき肉とにんにく、トマト以外の野菜を炒める。
3. 肉の色が変わったらシーフードミックスと酒を加えて、軽く蒸す。沸々してきたらトマトを加え、つぶしながら炒め合わせる。
4. Aを入れ、沸いてきたら一度火を止め、カレールウを加えて溶かす。再度火をつけ5分煮る。
5. 器にごはんを盛って4をかけ、お好みで付け合わせ野菜を添える。

いつもの調味料で作る
豚こまハヤシライス

保存 冷蔵で3日（具材のみ）

【 材料 】2人分

- 豚こま切れ肉 …… 150g
- 玉ねぎ …… 1/2個
- マッシュルーム …… 4個
- A ┌ 水 …… 100mℓ
  └ 酒 …… 大さじ2
- B ┌ 牛乳 …… 100mℓ
  │ ケチャップ …… 大さじ5
  └ ウスターソース …… 大さじ1
- 小麦粉 …… 大さじ1
- バター …… 20g
- 塩・こしょう …… 各少々
- ごはん …… 茶碗2杯分
- パセリ（みじん切り）…… 適宜

【 作り方 】

1. 玉ねぎとマッシュルームは薄切りにする。豚肉は塩・こしょうをふり、小麦粉をまぶす。
2. フライパンにバターを熱して玉ねぎを炒め、透き通ったらマッシュルームと豚肉を加えてサッと炒める。
3. Aを入れてひと煮立ちさせ、アルコール分を飛ばす。
4. Bを加えて煮立ったら弱火にし、ふたをして8分煮る。
5. 器にごはんを盛って4をかけ、お好みでパセリをふる。

Point 定番は牛肉だけど、お得な豚こま肉でもおいしく作れます。よりあっさり軽い味わい！

調理時間 15分　たんぱく質量 1人分 18.9g

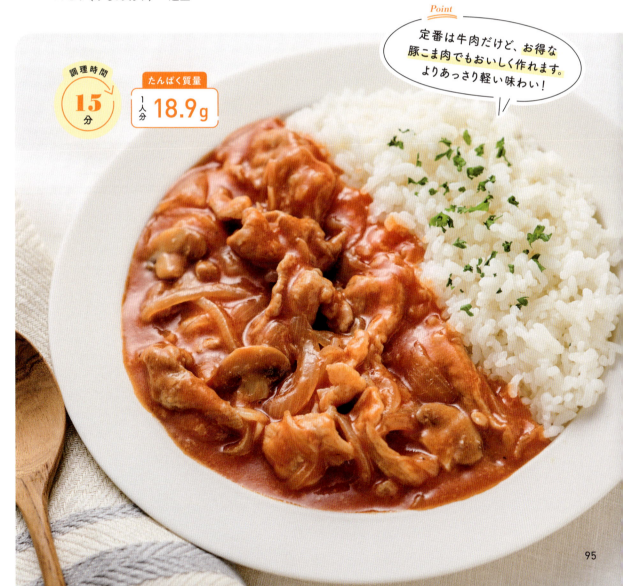

こねない、丸めない！楽ラクロコモコ

ラクモコ

保存 冷蔵で3日（卵を除く具材のみ）
冷凍で2週間（卵を除く具材のみ）

【材料】2人分

合いびき肉 …… 250g
玉ねぎ …… 1/2個
卵 …… 2個
ピザチーズ …… 30g
A ┌ ケチャップ …… 大さじ3
　│ ウスターソース …… 大さじ2
　└ 塩・こしょう …… 各少々
ごはん …… 茶碗2杯分
レタス …… 2枚
ミニトマト …… 4個

【作り方】

1. ひき肉を入れたフライパンに直接玉ねぎをすりおろし、火にかけて炒める。
2. 肉の色が変わったら、Aを加えて煮る。
3. 沸々してきたら弱火にして卵を割り入れ、まわりにチーズをのせてふたをし、3分蒸す。卵が半熟になったら火を止める。
4. 器にごはんを盛り、レタス、トマトと一緒に3をのせる。

調理時間 **10分**
たんぱく質量 1人分 **31.7g**

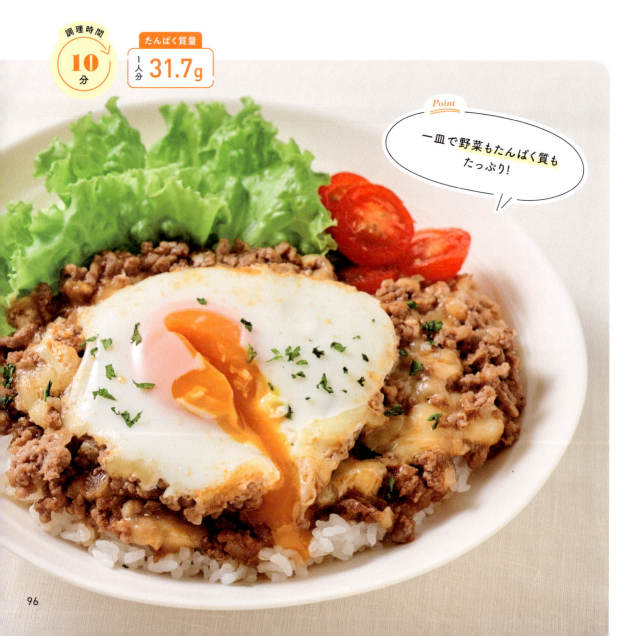

Point: 一皿で野菜もたんぱく質もたっぷり！

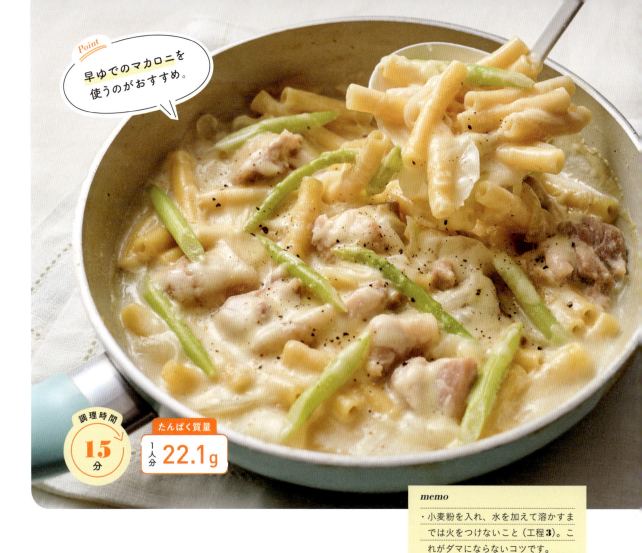

Point: 早ゆでのマカロニを使うのがおすすめ。

調理時間 15分
たんぱく質量 1人分 22.1g

memo
・小麦粉を入れ、水を加えて溶かすまでは火をつけないこと（工程3）。これがダマにならないコツです。

フライパンだけでできる
ワンパングラタン

保存 冷蔵で当日中

【 材料 】2人分

鶏もも肉 …… 1/2枚
玉ねぎ …… 1/4個
グリーンアスパラガス …… 4本
マカロニ …… 60g
水 …… 160㎖
A ┌ コンソメスープの素
　│　 …… 小さじ1/2
　│ 牛乳 …… 80㎖
　└ 塩・こしょう …… 各少々
ピザチーズ …… 50g
小麦粉 …… 大さじ1
バター …… 20g
粗びき黒こしょう …… 適宜

【 作り方 】

1 鶏肉はひと口大に、玉ねぎは薄切り、アスパラガスは根元を切って3㎝のななめ切りにする。
2 フライパンにバターを熱し、玉ねぎを炒める。半透明になったら鶏肉とアスパラガスを加え、肉の色が変わったら火を止め、小麦粉をふり入れて混ぜる。
3 粉っぽさがなくなったら水を入れてさらに混ぜ、小麦粉がなじんだら再度火をつける。
4 マカロニを加え、煮立ったらふたをして弱火でパッケージの表記時間通りに煮る。
※途中で水分が足りなくなったら様子を見ながら水を足す
5 Aを加えて混ぜ、3分煮たら、ピザチーズを全体に散らしてふたをし、チーズが溶けるまで2分蒸す。お好みで粗びき黒こしょうをふる。

人数分、一気にできちゃう
ピザオムライス

保存　冷蔵で2日

【材料】2人分

- 卵 …… 2個
- ごはん …… 400g
- 玉ねぎ …… 1/2個
- ウインナー …… 2本
- スライスチーズ …… 3枚
- A
  - コンソメスープの素 …… 小さじ1/2
  - しょうゆ …… 小さじ1
  - ケチャップ …… 大さじ2
- バター …… 10g
- オリーブオイル …… 小さじ2
- 付け合わせ野菜 …… 適宜
- ケチャップ …… 適宜

【作り方】

1. 玉ねぎはみじん切り、ウインナーは輪切りにする。
2. フライパンにオリーブオイルを熱して**1**を炒め、**A**を加えて少し煮詰める。
3. バターとごはんを加えて混ぜ合わせたら弱火にし、ぎゅっと押し付けながらフライパン全体に広げ、スライスチーズをのせる。
4. 卵を溶いて**3**の上にかけて全体に広げ、ふたをして卵に火が通るまで5分ほど蒸し焼きにする。フライ返しなどで切り分けて器に盛り、お好みでケチャップをかけ、付け合わせ野菜をそえる。

Point　チーズの1枚は半分に切ってすきまを埋めるようにのせよう。

調理時間 15分
たんぱく質量 1人分 18.4g

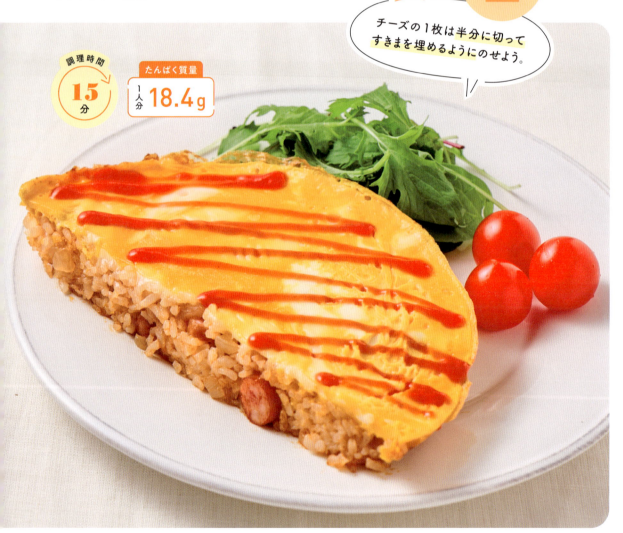

column
—5—

子どもと作る
簡単おやつ

ここでご紹介する「焼きチョコ」はトースターでできるシンプルおやつ。材料もたった2つだけでびっくりするほど簡単。チョコを絞るのが楽しくて、ヘンテコな形になるのも子どもは大喜び！
「上手に作る」は目指さずに、つい手を出したくなる気持ちはグッと我慢……でお願いします（笑）。

親子 de 焼きチョコ

【材料】約20個分

板チョコ……3枚
薄力粉……大さじ3
チョコペンなどの飾り……適宜

【作り方】

1. チョコレートはボウルに細かく割り入れ、湯煎にかけて溶かす。
2. 1に薄力粉を入れ、湯煎にかけたままゴムべらでよく混ぜる。
3. 絞り袋に入れて、天板の上に広げたオーブン用クッキングシートに絞る。
4. 3にアルミホイルを被せて170℃のトースターで5分焼き、アルミホイルを外して2〜3分焼く。
5. お好みでチョコペンなどでトッピングしてもOK。

memo
・板チョコはミルクやダークがおすすめ。ホワイトチョコは焼いたときに色がつきやすいので、控えたほうが◎。

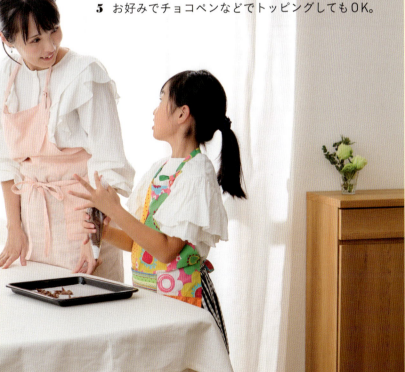

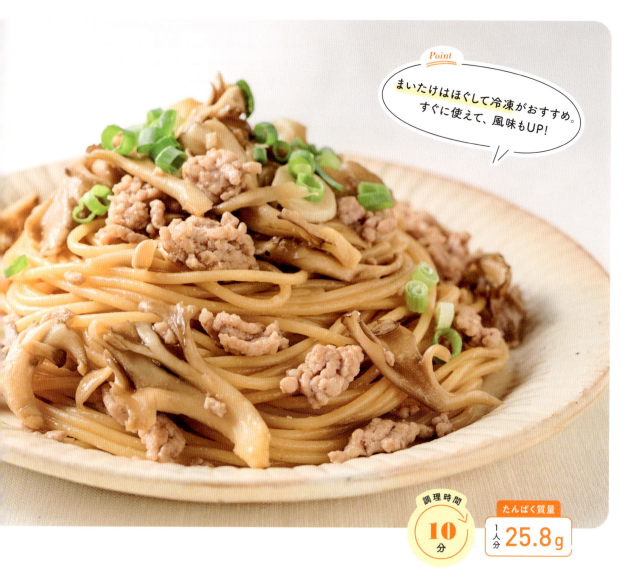

Point
まいたけはほぐして冷凍がおすすめ。
すぐに使えて、風味もUP!

調理時間 10分
たんぱく質量 1人分 25.8g

食欲そそる！コクうま絶品の一皿
ひき肉のガリバタしょうゆパスタ

保存 冷蔵で当日中

【材料】2人分

スパゲティ …… 200g
豚ひき肉 …… 150g
まいたけ …… 100g
おろしにんにく …… 小さじ1/2
※にんにくチューブの場合は3cm

A ┌ パスタのゆで汁 …… 100㎖
　├ しょうゆ …… 大さじ2
　└ バター …… 20g

オリーブオイル …… 大さじ1
塩・こしょう …… 各少々
青ねぎ（小口切り）…… 適宜

【作り方】

1　スパゲティはパッケージの表記時間より1分短くゆでる。
　※ゆで汁を100㎖とっておく

2　フライパンにオリーブオイルとにんにくを熱し、香りがたってきたらひき肉とほぐしたまいたけを加え、塩・こしょうして炒める。

3　肉の色が変わったら、余分な油をキッチンペーパーで拭き取り、1とAを加えて和える。

4　器に盛り、お好みでねぎを散らす。

濃厚ソースにプラスレモンでさわやかに

サケのレモンクリームパスタ

保存 冷蔵で当日中

【材料】2人分

- スパゲティ …… 200g
- 生サケ(切り身) …… 2切れ
- アボカド …… 1/2個
- 牛乳 …… 300㎖
- スライスチーズ …… 2枚
- A ┌ コンソメスープの素 …… 小さじ1
　 └ 粉チーズ …… 大さじ1/2
- 塩・こしょう …… 各少々
- オリーブオイル …… 大さじ1
- レモン汁 …… 大さじ1
- レモンスライス …… 適宜

【作り方】

1. スパゲティはパッケージの表記時間より1分短くゆでる。サケは骨を取り、3等分に切って塩・こしょうをふる。アボカドは食べやすい大きさに切る。
2. フライパンにオリーブオイルを熱してサケを両面焼き、牛乳を入れる。沸々したらAを加え、スライスチーズをちぎり入れる。
3. チーズが溶けたらスパゲティを入れて混ぜ、火を止める。アボカドとレモン汁を加えて軽く和え、お好みでレモンスライスを飾る。

memo
・サケの代わりに、お刺身やスモークサーモンを使ってもおいしい。その場合は、最後にアボカドと一緒に加えましょう。

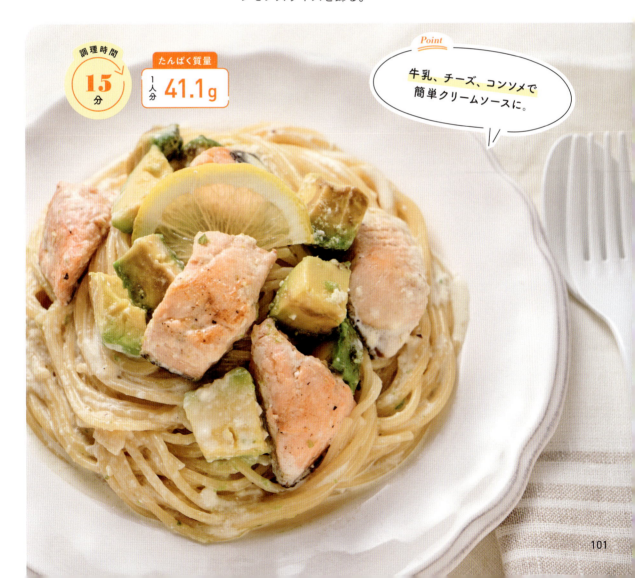

調理時間 15分
たんぱく質量 1人分 41.1g

Point 牛乳、チーズ、コンソメで簡単クリームソースに。

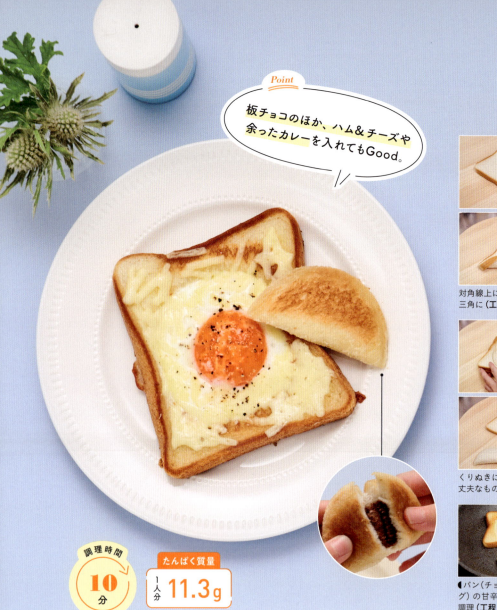

> **Point**
> 板チョコのほか、ハム＆チーズや余ったカレーを入れてもGood。

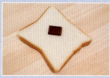
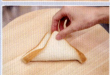

対角線上にある角を合わせて三角に（工程1）

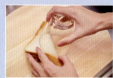
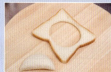

くりぬきに使用するコップは丈夫なものを使おう（工程2）

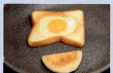

◖パン（チョコ）と◾パン（エッグ）の甘辛トーストを同時に調理（工程3・4）

調理時間 **10分**　たんぱく質量 1人分 **11.3g**

1枚で2度おいしい！
◖&◾ トースト
（チョコ）（エッグ）

保存　冷蔵で当日中

【材料】2人分

食パン（8枚切り）…2枚
板チョコ…2かけ
卵…2個
ピザチーズ…20g
塩・こしょう…各少々
バター…20g

【作り方】

1　食パンの中央にチョコをおき、三角になるように半分に折る。
2　チョコがはみ出ないようにコップでくりぬく。
　※チョコが入った半月形パンと丸い穴のあいた食パンの2つができる
3　フライパンにバターを熱し、2つのパンを軽く焼き目がつくまで両面焼く。
4　穴のあいたパンに卵を落とし、ピザチーズと塩・こしょうをふり、ふたをして卵が半熟になるまで焼く。

栄養バランス抜群の組み合わせ
巣ごもり卵トースト

保存 冷蔵で当日中

【 材料 】2人分

食パン（6枚切り）…… 2枚
卵 …… 2個
ハーフベーコン …… 4枚
冷凍ほうれん草 …… 100g
※生のほうれん草でもOK
スライスチーズ …… 2枚
塩・こしょう …… 各少々
オリーブオイル …… 小さじ1

【 作り方 】

1 ベーコンは1cm幅に切る。
2 フライパンにオリーブオイルを熱し、ほうれん草とベーコン、塩少々（分量外）を入れて軽く炒める。
3 食パンにスライスチーズをのせ、その上に、卵のスペースを空けて土手を作るように2をのせる。
4 中央の空いたスペースに卵を割り入れ、塩・こしょうをふる。
5 トースターで7～8分焼く。

memo
・生ほうれん草を使う場合は、軽くゆでる、またはレンチンするなどの下処理をした後、4cm幅に切りましょう。

調理時間 15分
たんぱく質量 1人分 17.9g

Point トースト中に表面が焦げそうな時は、アルミホイルをかぶせて。

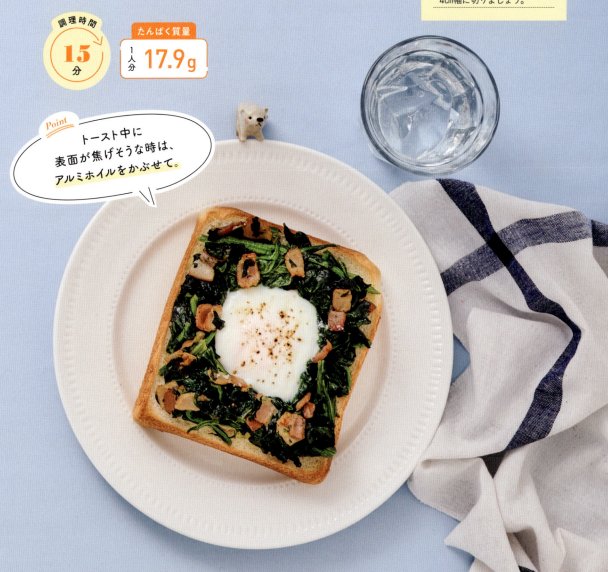

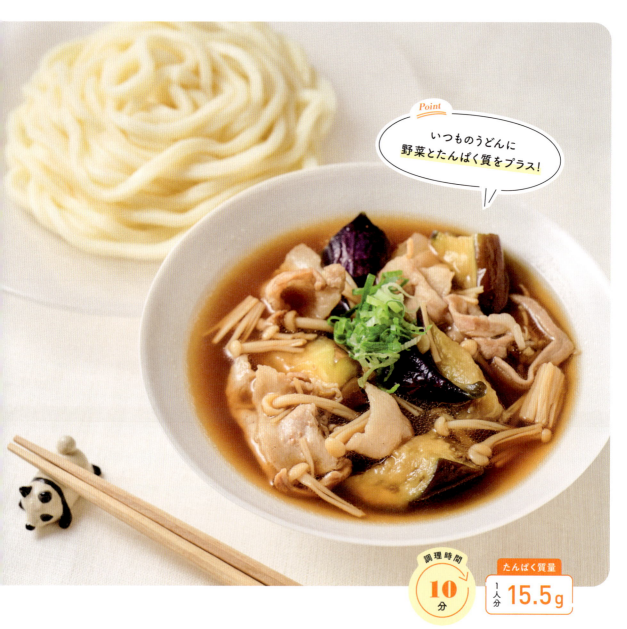

Point
いつものうどんに野菜とたんぱく質をプラス！

調理時間 10分
たんぱく質量 1人分 15.5g

一度食べたらリピ確定
豚なすつけうどん

保存 冷蔵で3日（つけ汁のみ）

【材料】2人分

- うどん …… 2玉
- 豚もも薄切り肉 …… 100g
  ※豚バラ肉でもOK
- なす …… 1本
- えのきたけ …… 50g

A
- 水 …… 300ml
- 砂糖 …… 大さじ1/2
- みりん …… 大さじ2
- しょうゆ …… 大さじ2
- 和風だしの素 …… 小さじ1

- ごま油 …… 大さじ1/2
- 青ねぎ（小口切り）…… 適宜

【作り方】

1. うどんはパッケージの表記時間通りにゆでて器に盛る（レンチンでもOK）。
2. なすはひと口大に、えのきたけは長さを3等分に切ってほぐす。
3. 鍋にごま油を熱し、豚肉と**2**を炒める。肉の色が変わってなすがしんなりしてきたら**A**を加え、弱めの中火で3分煮る。
4. 器に盛って、お好みで青ねぎをのせる。

そうめんの新定番
鶏がらそうめん

保存 冷蔵で当日中

【材料】2人分

そうめん…2束
豚もも薄切り肉…150g
※豚バラ肉でもOK

ゆで卵…2個
酒…大さじ1

A
- 水…200ml
- 鶏がらスープの素…大さじ1/2
- しょうゆ…大さじ1と1/2
- ごま油…大さじ1/2
- おろししょうが…小さじ1/2

※しょうがチューブの場合は3cm

いり白ごま…適宜
青ねぎ（小口切り）…適宜

【作り方】

1. 鍋に湯を沸かし、酒を入れる。再度沸々してきたら弱火にし、豚肉をサッとゆでてザルにあげる。
2. 中火にして鍋に浮かんだアクを取り、パッケージの表記時間通りにそうめんをゆでて冷水にとる。
3. ボウルにAを混ぜてスープを作る。
4. 器にそうめんを盛り、肉とゆで卵をのせて3のスープをかける。お好みでごまをふって青ねぎをのせる。

調理時間 10分
たんぱく質量 1人分 29.2g

Point
豚肉や卵と一緒に食べるから、そうめんでも満足感大！

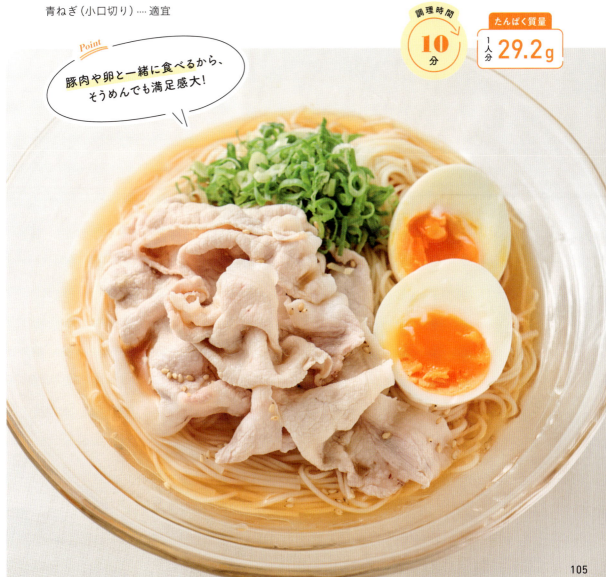

もうお餅余らせない！
みたらしバター餅

保存 冷蔵で当日中

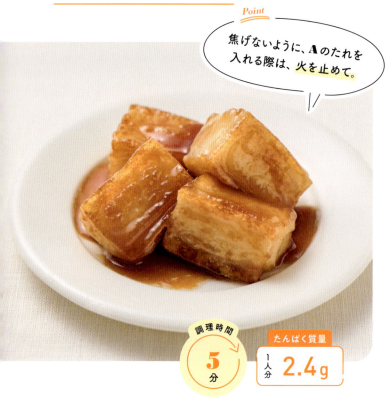

Point：焦げないように、Aのたれを入れる際は、火を止めて。

【材料】2人分

切り餅 …… 2個
A ┌ 砂糖 …… 大さじ1
　├ みりん …… 大さじ1
　└ しょうゆ …… 大さじ1
バター …… 10g
サラダ油 …… 大さじ1

【作り方】

1. 切り餅を4等分に切って、油を熱したフライパンで全面揚げ焼きにする。
2. 火を止めて余分な油をキッチンペーパーで拭き取り、Aを加えて再度火をつける。
3. 餅がとろっとするまで煮えたら火を止め、バターを落として軽くからめる。

調理時間 5分　たんぱく質量 1人分 2.4g

おうちで絶品
焼きおに

保存 冷蔵で当日中／冷凍で2週間

【材料】2人分

ごはん …… 茶碗2杯分
A ┌ めんつゆ（2倍濃縮）…… 大さじ1
　├ しょうゆ …… 大さじ1
　├ ピザチーズ …… 30g
　└ かつお節 …… 小1袋（2g）
ごま油 …… 小さじ1

【作り方】

1. ボウルにごはんとAを入れて混ぜ、好きな形に握る。
2. フライパンにごま油を熱し、両面2分ずつこんがりするまで焼く。

Point：トースターで7〜8分焼いてもOK。

調理時間 5分　たんぱく質量 1人分 7.4g

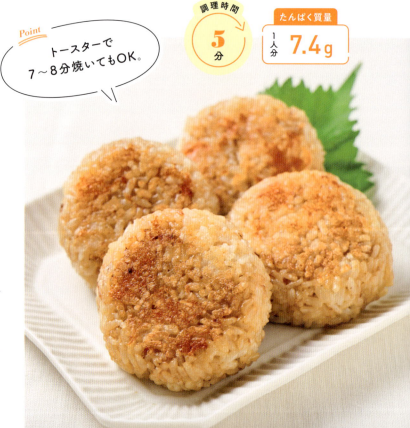

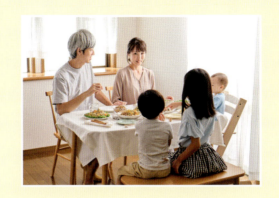

おわりに

子どもが生まれて、毎日やることに追われるようになると、好きだった「料理」が一気に面倒なものに変わりました。それでも毎日ごはんを作り続けるのは、家族に健康でいてほしいし、自分の作ったものを食べて「おいしい！」と言ってもらえることがやっぱりうれしいから。世の中にレンチンやワンパンなど、いろんな時短レシピがあふれているけれど、「あ〜ごはん作らなきゃ……」と重い腰をあげるには、簡単さに加えて「これ作ってみたい！」と思えることが重要だなと、毎日料理をしながら感じています。どこか新鮮さのあるレシピで、思わず作りたくなっちゃう！大人も子どもも「おいしい〜」って喜んでくれるから、また作りたくなっちゃう！そんなレシピを日々考えています。
もちろん栄養バランスも大事。子どもが生まれてからは、自然と手間抜きしつつも野菜とたんぱく質はしっかりとれるように意識してきました。

また、料理の発信をしていくうえで、いろんな生活スタイルの人たちにレシピが広く受け入れられるためには、「簡単・手軽」であることははずせません。この本に載せたレシピも、スーパーで手に入る身近な食材と、家庭によくある一般的な調味料のみを使ったシンプルな工程のものばかりです。

最後に、SNSでの発信をはじめて約1年、いつも応援してくださるみなさん、本当にありがとうございます！
毎日のごはん作りに悩むママ・パパや、料理が苦手で面倒に感じてしまう人が、いつもよりちょっとワクワクした気持ちでキッチンに向かえる。この本が、そんなきっかけになればうれしいです。

2025年3月吉日　ぽっけ夫婦

食材別インデックス

肉・卵

鶏肉
手羽うずらのぽん酢煮 …… 24
みぞれ煮 …… 24
鶏むねレタスのぷるぷる鍋 …… 25
うまだれ鶏唐 …… 26
カリふわナゲット …… 27
ポップコーンチキン …… 28
みのむし揚げ …… 29
和風チキンカツ …… 30
ささみで鶏マヨ …… 31
トマトクリームシチュー …… 32
カレー鍋 …… 33
味噌マヨチキン …… 34
ライスペーパー鶏餃子 …… 48
うま塩だれ鶏キャベツ …… 63
鶏そぼろビビンバ …… 89
てりたま丼 …… 92
ワンパングラタン …… 97

豚肉
焼きなすよだれ豚 …… 16
油淋豚 …… 17
豚とろ煮 …… 18
豚トマキャベツの重ね蒸し …… 19
たまごま冷しゃぶ …… 20
ねぎ塩肉じゃが …… 21
豚こまギョーマイ …… 47
豚こまハヤシライス …… 95
ひき肉のガリバタしょうゆパスタ …… 100
豚なすつけうどん …… 104
鶏がらそうめん …… 105

牛肉
牛トマたま …… 23

合いびき肉
チーズミートソースのキャベツステーキ …… 19
スピードそぼろチャプチェ …… 22
和風シーフードキーマカレー …… 94
ラクモコ …… 96

卵
たまごま冷しゃぶ …… 20
牛トマたま …… 23
手羽うずらのぽん酢煮 …… 24
ささみで鶏マヨ …… 31
カレー鍋 …… 33
お好み風もやし焼き …… 34
逆キッシュ …… 43
ツナチーチヂミ …… 45
目玉焼きピザ …… 49
厚揚げのカツ煮風 …… 51
マヨちくサラ …… 54
アボカドユッケ冷奴 …… 74
こまたま …… 76

塩しりしり …… 77
たまスパサラ …… 78
お手軽海鮮卵とじ丼 …… 88
鶏そぼろビビンバ …… 89
和風めんたいカルボ丼 …… 91
てりたま丼 …… 92
とろとろ天津飯 …… 93
ラクモコ …… 96
ピザオムライス …… 98
チョコ＆エッグトースト …… 102
巣ごもり卵トースト …… 103
鶏がらそうめん …… 105

肉の加工品

ウインナー
目玉焼きピザ …… 49
さつまいもサラダ …… 59
ピザオムライス …… 98

ハム
アボカドタルタル春巻き …… 44
コロコロかき揚げ …… 50
ほうれん草の洋風おひたし …… 59
無限ポリポリ …… 62
たまスパサラ …… 78
ねぎハム …… 79

ベーコン
トマトクリームシチュー …… 32
逆キッシュ …… 43
ベーコンポテトたたみ餃子 …… 46
焼きシーザー …… 66
おしゃれんこん …… 82
和風めんたいカルボ丼 …… 91
巣ごもり卵トースト …… 103

魚介

サケ
サクうまサケのオーロラソース …… 40
サケマヨコンチーズ …… 40
サケのレモンクリームパスタ …… 101

サバ
サバのソテー大葉クリームソース …… 37
甘辛サバれんこん …… 38

タラ
簡単アクアパッツア …… 36
タラの炊き込みごはん …… 90

ブリ
ブリ大根おろし …… 41

魚介の加工品

カニカマ
カニカマヨぽん …・ 55
即席生春サラダ巻き …・ 56
とろとろ天津飯 …・ 93

釜揚げしらす
小松ナムル …・ 76

サバ缶
サバ缶南蛮 …・ 39
サバ缶無限キャベツ …・ 80

シーフードミックス
お手軽海鮮卵とじ丼 …・ 88
和風シーフードキーマカレー …・ 94

ちくわ
マヨちくサラ …・ 54
ちくピーきんぴら …・ 68
オクラとちくわのチーズごま和え …・ 70
節約かば焼き丼 …・ 92

ちりめんじゃこ
カリカリサラダ …・ 63

ツナ缶
ツナチーチヂミ …・ 45
マヨちくサラ …・ 54
カニカマヨぽん …・ 55
きゅうりの無限コールスロー …・ 57
ひじきサラダ …・ 58
切り干し大根マリネ …・ 60
ツナ大根 …・ 61
無限トマト …・ 64
ごま味噌ブロツナ …・ 72
ツナマヨチーたけ …・ 84

ホタテ缶
ひらひらホタテ …・ 61

明太子
和風めんたいカルボ丼 …・ 91

大豆・大豆の加工品

厚揚げ・油揚げ
厚揚げしそチ …・ 51
厚揚げのカツ煮風 …・ 51
カリカリサラダ …・ 63

豆腐
とろネバ和風グラタン …・ 42
アボカドユッケ冷奴 …・ 74
キムチーズ温奴 …・ 75

納豆
とろネバ和風グラタン …・ 42

水煮大豆
ひじきサラダ …・ 58

野菜・野菜の加工品

アボカド
アボカドタルタル春巻き …・ 44
アボカドユッケ冷奴 …・ 74
サケのレモンクリームパスタ …・ 101

大葉
サバのソテー大葉クリームソース …・ 37
豚こまギョーマイ …・ 47
ライスペーパー鶏餃子 …・ 48
厚揚げしそチ …・ 51
無限トマト …・ 64
焼きなす漬け …・ 73
れんこん大葉味噌 …・ 83

オクラ
オクラとちくわのチーズごま和え …・ 70

かぼちゃ
焼きシーザー …・ 66
2種のフライドかぼちゃ …・ 67

キャベツ
チーズミートソースのキャベツステーキ …・ 19
豚トマキャベツの重ね蒸し …・ 19
鶏むねレタスのぷるぷる鍋 …・ 25
カレー鍋 …・ 33
ライスペーパー鶏餃子 …・ 48
うま塩だれ鶏キャベツ …・ 63
サバ缶無限キャベツ …・ 80
節約かば焼き丼 …・ 92

きゅうり
たまごま冷しゃぶ …・ 20
マヨちくサラ …・ 54
長いもきゅうりたたき …・ 55
カニカマヨぽん …・ 55
即席生春サラダ巻き …・ 56
きゅうりの無限コールスロー …・ 57
ひじきサラダ …・ 58
無限ポリポリ …・ 62
無限トマト …・ 64
たまスパサラ …・ 78

グリーンアスパラガス
ワンパングラタン …・ 97

ごぼう
甘辛無限ごぼう …・ 81

小松菜
こまたま …・ 76
小松ナムル …・ 76
お手軽海鮮卵とじ丼 …・ 88
鶏そぼろビビンバ …・ 89

コーン
サケマヨコンチーズ …・ 40
コロコロかき揚げ …・ 50
きゅうりの無限コールスロー …・ 57
ひじきサラダ …・ 58

109

さつまいも
コロコロかき揚げ…50
さつまいもサラダ…59

じゃがいも
豚とろ煮…18
ねぎ塩肉じゃが…21
みのむし揚げ…29
カレー鍋…33
ベーコンポテトたたみ餃子…46

ズッキーニ
和風シーフードキーマカレー…94

大根
みぞれ煮…24
ブリ大根おろし…41
ひらひらホタテ…61
ツナ大根…61

玉ねぎ
豚とろ煮…18
スピードそぼろチャプチェ…22
トマトクリームシチュー…32
カレー鍋…33
簡単アクアパッツア…36
サバのソテー大葉クリームソース…37
サバ缶南蛮…39
厚揚げのカツ煮風…51
トマタマリネ…65
和風シーフードキーマカレー…94
豚こまハヤシライス…95
ラクモコ…96
ワンパングラタン…97
ピザオムライス…98

トマト・ミニトマト・トマト缶
豚トマキャベツの重ね蒸し…19
牛トマたま…23
トマトクリームシチュー…32
カレー鍋…33
簡単アクアパッツア…36
目玉焼きピザ…49
無限トマト…64
トマタマリネ…65
トマチー塩昆布和え…65
焼きシーザー…66
和風シーフードキーマカレー…94
ラクモコ…96

長いも
とろネバ和風グラタン…42
長いもきゅうりたたき…55
のり塩れんこん＆長いも…83

長ねぎ
ねぎ塩肉じゃが…21
鶏むねレタスのぷるぷる鍋…25

ねぎ
ねぎハム…79

なす
焼きなすよだれ豚…16
みぞれ煮…24
焼きなす漬け…73
豚なすつけうどん…104

にら
スピードそぼろチャプチェ…22
ツナチーチヂミ…45

にんじん
スピードそぼろチャプチェ…22
トマトクリームシチュー…32
カレー鍋…33
サバ缶南蛮…39
ツナチーチヂミ…45
切り干し大根マリネ…60
塩しりしり…77
鶏そぼろビビンバ…89
タラの炊き込みごはん…90

白菜
みぞれ煮…24
トマトクリームシチュー…32

パプリカ・ピーマン
サバ缶南蛮…39
ちくピーきんぴら…68
種ごとピーマン甘辛煮…69
おかかパプリカ…70

ブロッコリー
カレー鍋…33
ごま味噌ブロッナ…72

ほうれん草・冷凍ほうれん草
逆キッシュ…43
目玉焼きピザ…49
ほうれん草の洋風おひたし…59
巣ごもり卵トースト…103

水菜
即席生春サラダ巻き…56
切り干し大根マリネ…60

もやし
お好み風もやし焼き…34
鶏そぼろビビンバ…89

レタス・ベビーリーフ
鶏むねレタスのぷるぷる鍋…25
カリカリサラダ…63
やみつきレタス…79
おしゃれんこん…82
ラクモコ…96

れんこん
甘辛サバれんこん…38
おしゃれんこん…82
れんこん大葉味噌…83